EXCURSIONS SCIENTIFIQUES

DANS

LES ASILES D'ALIÉNÉS,

PAR

LE Dr P. BERTHIER,

Médecin en chef des Asiles d'Aliénés de Bourg (Ain),

PREMIÈRE SÉRIE,

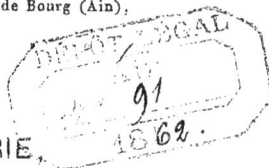

COMPRENANT

Les Asiles d'Auxerre, de Lyon, de Grenoble, de Dôle, de Chambéry,
de Saint-Dizier, de Moulins, de Montpellier, de Dijon, de Rodez, de
Caen, d'Avignon, de Bar-le-Duc, de Paris; et précédée d'une Carte
itinéraire des Asiles d'Aliénés de la France.

Prix : 2 fr. 50 c.

PARIS, | LYON,

SAVY, RUE BONAPARTE. | SAVY, PLACE BELLECOUR.

BOURG-EN-BRESSE, IMPRIMERIE MILLIET-BOTTIER.

1862.

CARTE ITINÉRAIRE
DES ASILES D'ALIÉNÉS
de la France
PAR
LE D.ᵣ P. BERTHIER.

Départements	Asiles
Ain	Bourg
Aisne	Prémontré
Ardèche	Privas
Ariège	Saint-Lizier
Aude	Limoux
Aveyron	Rodez
Bouches du Rhône	Marseille
Calvados	Caen
Cantal	Aurillac
Charente	Angoulême
Charente Infér.	Jaffet lès Larochelle
Cher	Bourges
Corrèze	Aubazine
Corse	Corte
Côtes-du-Nord	Saint-Brieuc
Creuse	Evaux
Eure et Loir	Bonneval
Finistère	Quimper
Garonne (Haute)	Toulouse
Gers	Auch
Gironde	Bordeaux
Hérault	Montpellier
Ille-et-Vilaine	Rennes
Indre	Issoudun
Isère	Saint-Robert
Jura	Dole
Loire (Haute)	Le Puy
Loiret	Orléans
Loir-et-Cher	Blois
Lot	Leyme
Lozère	Saint-Alban
Maine et Loire	Saint-Gemmes
Manche	Pontorson
Marne	Châlons
Marne (Haute)	Saint-Dizier
Meurthe	Marville
Meuse	Saint
Morbihan	Vannes
Nièvre	La Charité
Nord	Armentières
	Lille
Oise	Clermont
Orne	Alençon
Pas-de-Calais	Saint-Venant
Puy-de-Dôme	Clermont
Pyrénées (Basses)	Pau
Rhin (Bas)	Stephansfeld
Rhône	Lyon
Sarthe	Le Mans
	Champenoise
Seine	Charenton
	Bicêtre
	La Salpêtrière
	Quatremares
Seine-Inférieure	Saint-Yon
Sèvres (Deux)	Niort
Tarn	Alby
Tarn-et-Garonne	Montauban
Vaucluse	Avignon-Montdevergues
Vendée	Napoléon-Vendée
Vienne	Poitiers
Vienne (Haute)	Limoges
Vosges	Mattaincourt

SIGNES EXPLICATIFS

- ○ Chef-lieu
- ● Quartier d'hospice
- ☐ Asile départemental
- ◇ Asile-privé
- ⎯⎯⎯ Route
- ⎯⎯⎯ Chemin de fer
- ········· Limites

ASILES D'ALIÉNÉS

DE LA FRANCE.

PREMIÈRE SÉRIE,

COMPRENANT

Les Asiles d'Auxerre, de Lyon, de Grenoble, de Dôle, de Chambéry, de Saint-Dizier, de Moulins, de Montpellier, de Dijon, de Rodez, de Caen, d'Avignon, de Bar-le-Duc, de Paris; et précédée d'une Carte itinéraire des Asiles d'Aliénés de la France.

EXCURSIONS SCIENTIFIQUES

DANS

LES ASILES D'ALIÉNÉS,

PAR

LE Dr P. BERTHIER,

Médecin en chef des Asiles d'Aliénés de Bourg (Ain),

Lauréat et correspondant de la Société Médico-Psychologique de Paris, Correspondant de la Société de Médecine pratique de la même ville, Membre correspondant de l'Académie des Sciences et Lettres de Montpellier, de la Société Impériale de Médecine de Lyon, de la Société Médicale de Chambéry, etc., Membre du Conseil d'hygiène et de salubrité publiques du département de l'Ain.

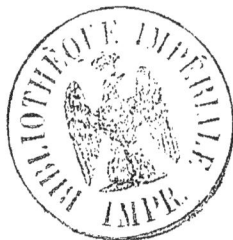

Tamen aspice si quid
Et nos, quod cures proprium fecisse, loquamur

(HORACE. Epître XVII, livre Ier.)

PARIS, | **LYON,**
SAVY, RUE BONAPARTE. | SAVY, PLACE BELLECOUR.

BOURG-EN-BRESSE, IMPRIMERIE MILLIET-BOTTIER.

1862.

Je dédie cet humble travail à mes Confrères. Ce n'est ni un livre, ni un ouvrage. C'est un Recueil d'impressions et de souvenirs.

Je ne lui ai désiré qu'un succès d'estime, en cherchant le plus possible à rendre justice à ceux des nôtres qui ont fait de leur carrière un apostolat, et en émettant une modeste critique sur celles de leurs œuvres qui ne m'ont pas paru répondre parfaitement à leur but.

Je lui ai donné la forme qui m'a semblé la plus commode pour moi, la plus agréable pour mes lecteurs, en le dépouillant des termes ou des locutions techniques et en lui imprimant une allure littéraire.

J'ai visé surtout à peindre les traits originaux de chaque Asile, afin de caractériser chaque personnalité.

Si quelque mot, échappé de ma plume, a pu froisser le moindre amour-propre, j'en demande pardon d'avance; prêt à recueillir toutes les critiques, et regardant les médecins aliénistes comme les membres d'une famille d'élite par les sentiments et par l'esprit, à laquelle on est fier d'appartenir.

Bourg, ce 29 juin 1862.

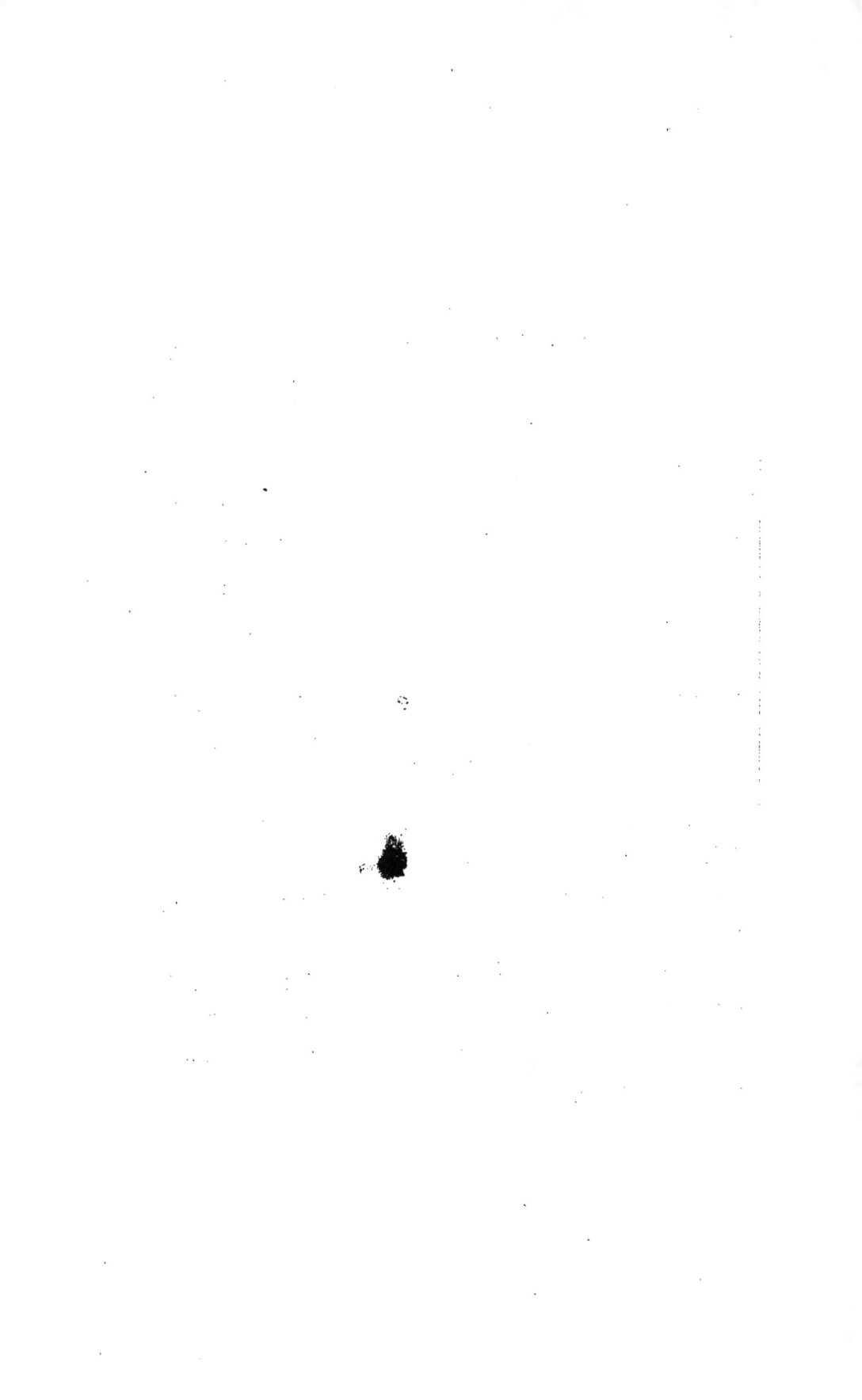

EXCURSIONS SCIENTIFIQUES

DANS

LES ASILES D'ALIÉNÉS.

INTRODUCTION.

En parcourant les annales des infirmités humaines,
on ne peut se défendre d'un sentiment de stupéfaction
et de pitié. L'on ne peut concevoir comment la plus
belle de nos prérogatives — la Raison — a été si né-
gligée autrefois dans son étude; comment la perte de
cette prérogative — la Folie — a été si méconnue jusqu'à nos jours. Ne dirait-on pas que l'homme a eu
honte de cette plaie de son âme, et qu'aussi longtemps
qu'il a pu il a essayé de l'oublier?

Ouvrez l'histoire : à peine y verrez-vous mentionnée
la Démence de quelques têtes superbes, Nabuchodo-
nosore, Saül, Oreste, Ajax, Méléagre dans l'antiquité;

Charles VI de France, Philippe II et Jeanne de Cas-
tille, Georges d'Angleterre, le Pape Clément XIV dans
les âges modernes; ou, pour former le contraste
habituel de la vie, le nom de ces bouffons de Cour qui
avaient le triste privilége d'égayer des rois les heures
ennuyées. Des fondations pieuses, des monuments
hospitaliers, des abris divers surgissent à différentes
époques pour toutes les misères, toutes les blessures,
toutes les douleurs...... Et rien pour les Aliénés, que
le dédain, l'incurie, une terreur ridicule ou une
absurde vénération. Ce n'est qu'au commencement du
XVII⁰ siècle que, grâce aux ferventes prédications de
Saint-Vincent-de-Paul, sont accueillis et séparés
ces malheureux dont les soins semblent le monopole
de trois villes en France,—Paris, Lyon, Rouen—et quels
soins! Il a fallu arriver jusqu'au dix-neuvième pour
voir s'ouvrir des Asiles, naître des hommes spéciaux,
les voir *élever enfin à la dignité de malades. — Tantæ
molis erat....*

Toutefois, disons-le à sa gloire, et même disons-le
bien haut : autant sa tâche était difficile et entourée de
dangers, autant inaugurée avec courage elle a rencontré
de généreux défenseurs. Car, si quelque chose rachète
ses fautes ou console de ses erreurs, c'est de le sentir
animé d'un grand esprit de charité, du levier le plus
puissant et le plus louable. Nous avons fini par comprendre l'odieux de cet oubli qu'on aurait pu croire
calculé; et l'Europe, en réclamant pour les invalides
ou déshérités de l'Intelligence, a revendiqué aussitôt
pour elle l'orgueil d'être la première à s'en accuser.
Cependant, rendons justice à qui de droit : certaines

nations ont eu, dans une période déjà reculée, le
mérite d'une priorité incontestable. En Orient, depuis
de très-longues années, on enfermait les Aliénés dans
des endroits spéciaux. Ainsi, au rapport de Léon
l'Africain, il existait au VIIᵉ siècle, à Fez, au Maroc,
un quartier pour les fous que l'on tenait enchaînés.
Le Moristan du Caire, en Egypte, remonte à l'an 1304.
A Constantinople, dans le Stamboul, se trouve l'hospice général, qui contient celui de ces malades, et
dont la première pierre a été posée, il y a trois cents
ans par Mahmoud.

Mais, rien n'avait été fait pour eux, dans un but
autre que celui d'en préserver la société. A moins
qu'on ne veuille considérer comme en dehors de ces
précédents la colonie de Gheel, véritable village de
fous,—recueillis par les habitants d'une contrée voisine,
parce que le refuge ouvert à la fin du XIIIᵉ siècle ne
suffisait plus à les contenir : ce refuge était un lieu de
pélerinage, où l'on venait prier pour recouvrer la
raison, ou obtenir le retour de celle de ses parents (1).

A l'Espagne et à l'Italie revient le mérite d'avoir
donné le signal, malheureusement sans écho, d'une
vraie restauration médicale. Ce fut à Valence, en 1409,
à la voix d'un prêtre de la Merci, Jofre Gilaberto,
— inspiré sans doute par les souvenirs de l'Orient avec
lequel son ordre avait d'anciennes communications —
que se bâtit le premier Asile pour les insensés, et que
fut instituée pour leur service la Confrérie des

_____

(1) Le fondateur de cette maison hospitalière fut le premier seigneur de Gheel ; la sainte en renom s'appelait Dymphnée.

Innocents (1). Vint ensuite celui de Saragosse en 1425, puis celui de Séville en 1436, enfin celui de Tolède en 1483 (2). Vers le milieu de cette ère, Amédée IX de Savoie, petit-fils d'un Pape français, et qui avait épousé une fille de France, édifiait à Genève un bel établissement d'une destination analogue (3). Fut-ce par sympathie, ou afin d'obtenir la préservation d'un mal plus redoutable, puisque l'infortuné Prince était épileptique? Toujours est-il que l'édifice s'éleva, et que ce ne fut que cent ans après, que, sur l'emplacement d'un monastère, Henri VIII entreprit à Londres le premier Bedlam, Bedlam qui trafiquait de la fureur et de la lubricité de ses hôtes (4).

(1) Salmeron. Recuerdos histor. é politic. de los servicios que los generales y varones ilustres de la religion (etc.), 1646.

(2) Hernandez Morejon. Historia bibliografica de la medic. espanola. Madrid. 1842 — T. 1º P. 245 y 46.

(3) Amédéo le Bienheureux naquit à Thonon en 1435 et mourut en 1472. « Il privilegio specialissìsimo dì cuì Amedeo appare investito da Dio, e di soccorere i coloro che vanno soggetti al morbo che egli stesso pativa. » Consultez : Besson; Mémoires pour servir à l'histoire des diocèses de Genève, Tarentaise, Maurienne, Savoie. — Nancy. Page 97. — Semeria: Storia di B. Amedeo IX. — Torino. 1830. Page 202. Ce Prince avait épousé Yolande, fille de Charles VII, longtemps régente.

(4) Henri VIII céda, en 1547, avant de mourir, le prieuré de Sainte-Marie que l'on appela la prison de Bethléem. L'érection de Bethléem à Moorfields date de 1674. Le Bedlam actuel a été construit de 1812 à 1815. Voyez : Joh Conolly; the construction and government of lunatic asylums and hospitals for insane. London. 1842. — Edouard VI, qui consolida la Réforme en Angleterre, voulant remédier au tort immense que la suppression des couvents avait fait éprouver aux indigents secourus, fonda dans sa capitale quatre grands établissements, Bedlam, entr'autres, pour les fous.

Or : si nous ajoutons qu'en 1592 fut créé l'ordre Portugais de Saint-Jean-de-Dieu, invité par Marie de Médicis à soigner les fous, — qu'un édit du roi Amédée de Piémont investit en 1728 la Congrégation du Saint-Suaire du privilége de leur prodiguer des soins, — qu'une bulle d'un vice-légat de 1681 les confia aux Pénitents de la Miséricorde dans le Comtat-Venaissin, — nous aurons le bilan des entreprises sérieuses dont ils ont été l'objet avant le siècle présent, depuis la création (1).

Ainsi l'exemple de l'Espagne et de l'Italie demeura stérile. Pourquoi l'élan imprimé dans ces pays, nos frères par le voisinage et la religion, devait-il rester sans suite et sans successeurs?

> « La vertu qui n'est pas d'un facile exercice,
> « C'est la persévérance après le sacrifice. »
> (PONSARD.)

Peu à peu les Aliénés y furent négligés : l'Espagne comme l'Italie s'endormirent, pour ainsi dire dans leurs exploits, jusqu'au cri poussé par la France ; — l'Espagne qui, en 1808, avait encore son Asile de Saragosse, et cette noble province qui venait de produire Daquin, le promoteur de cette partie de notre thérapeutique nommée traitement moral (2).

---

(1) On pourrait ajouter à cette liste l'ancienne maison de Marseille qui datait de 1600, mais qui n'était cependant qu'un dépôt d'infirmes; et la maison royale d'Avignon bâtie en 1729.

(2) Ainsi que l'ont prouvé MM. Guilland, Evrat, Brière, — les pièces authentiques et justificatives à l'appui, — l'ouvrage de Daquin sur la *Philosophie de la Folie* est antérieur à la première édition du *Traité médico-philosophique* de Pinel.

Colombier eut beau rédiger, par ordre de Louis XVI, une excellente circulaire, Ténon publier ensuite un mémoire des plus pressants, Larochefoucault-Liancourt produire un vaste travail; — personne ne fut écouté.

La Révolution française, qui couvait dans son sein le germe de toutes les vertus et de tous les vices, devait avoir l'honneur de hâter la réforme radicale du traitement des Aliénés : cette réforme fut accomplie, au péril de l'existence, par une tête énergique, par un cœur ardent, par Pinel, un de nos concitoyens. Avec elle se répandirent dans le peuple les principes fondamentaux du christianisme : l'égalité civile et la charité. La voix de l'enfant de la Provence retentit, les chaînes de Bicêtre tombèrent. L'Europe médicale parut se réveiller de son assoupissement : elle ouvrit les yeux, se reconnut coupable, et tenta de se disculper.

Une des premières, l'Allemagne répondit à cet appel: car J. Franck dénonça ses maisons de santé comme des lieux de terreur et d'affliction, respirant le dégoût, le désespoir, la brutalité. Et Reil le reconnaissait dans des termes presque identiques : Nos hospices sont des maisons de fous, non-seulement à cause de ceux qui y habitent; mais encore parce qu'ils sont le contresens le plus complet de leur destination. Ce sont de véritables repaires; l'humanité doit les répudier (1). A Vienne, en Autriche, on claquemurait les fous dans des cages, où on les montrait au public par amu-

(1) Ware Spelunken. 1803. — Max. André parlait un langage analogue en 1810.

sement, — ainsi que cela se pratique à l'hôpital Saint-
André au Pérou, et dans la plupart des Républiques
de l'Amérique du Sud.

Une transformation s'opéra après, quoique avec
lenteur, en Angleterre; grâce à la *Société des amis*, et
à la famille des Tucke, principalement des William.
Des améliorations plus sensibles furent introduites sous
les règnes de Georges III et de Georges IV. Mais les progrès avaient été si précaires, que sir Bennet ne craignit
pas de dire en 1815, à la Chambre des communes,
que Bedlam était une honte pour l'Angleterre. En 1843,
les malades étaient encore bien mal soignés, souvent
placés dans des maisons de travail où, comme à Bir-
mingham, ils habitaient d'anciennes écuries. Il faut
lire le rapport du docteur Lloyd, adressé à la Chambre
des Lords, pour comprendre la saleté, l'incurie auxquelles ils étaient abandonnés : « Marie Jones ne
respirait qu'à travers les fissures de planches ver-
moulues. Le séjour prolongé de son infect réduit
avait produit sur sa constitution des résultats
effrayants (1). »

Si la Hollande fit un pas, ce fut peu de chose
alors, à en juger par ce récit : « L'hôpital de Buiten-
Gasthuis, près d'Amsterdam, est un lieu affreux,
un asile de douleur, un véritable enfer. La division
des aliénés est le comble des misères humaines,
un désordre affreux difficile à décrire; des furieux
entassés pêle-mêle, se livrant à tous les excès, des
hommes enchaînés par les pieds et par les mains de-

(1) Motion de lord Ashley, en 1845.

puis des années; partout l'imbécillité, la rage sur les traits. Et quels horribles cachots! Il me semble encore voir ces guichets, ces gonds, ces ouvertures rondes ménagées au-dessus des portes qui les ferment; je sens encore cette odeur méphitique qui s'en exhalait au moment de ma visite (1). »

A entendre les cris d'indignation de son savant professeur, la Belgique ne le cédait à nulle autre en barbarie : « Les années se passent et personne n'écoute les plaintes de ces malheureux. Ils demeurent oubliés dans les prisons, assimilés à une marchandise. On négocie leur placement, comme s'il s'agissait de celui des porcs et des chevaux (2). »

Dans les Etats Napolitains, la réforme ne commença que fort tard : car, à Palerme, les Aliénés jusqu'à Ferdinand Ier, c'est-à-dire jusqu'en 1848, étaient confondus avec les Lépreux, garrotés comme des prisonniers malfaisants, traités comme des bêtes fauves!

Esquirol, héritier scientifique de Pinel, en avait continué les traditions. Il s'était mis ardemment à l'œuvre : « Je les ai vus, s'écriait-il, couverts de haillons, n'ayant que la paille pour se garantir de la froide humidité du pavé sur lequel ils sont étendus. Je les ai vus grossièrement nourris, privés d'air pour respirer, d'eau pour étancher leur soif,

---

(1) Guislain. Lettres médicales sur la Hollande. 1840. — Lisez aussi: Schroeder van der Kolk; Oratio de debita cura infaustam maniacorum sortem emendandi eosque sanandi, in nostrâ patriâ nimis neglecta. Trajecti ad Rhenum. 1837.

(2) Première leçon sur les phrénopathies.

et des choses les plus nécessaires à la vie. Je les ai vus livrés à des geôliers, abandonnés à leur brutale surveillance. Je les ai vus dans des réduits étroits, sales, infects, sans air, sans lumière, enchaînés dans des antres où l'on craindrait de renfermer les bêtes féroces que le luxe des gouvernements entretient à grand frais dans les capitales (1). »

Sa voix se perdit d'abord dans l'espace, comme celles de Bennet, de Reil, de Guislain ; seulement il eut la satisfaction de mourir avec la pensée qu'elle avait porté des fruits.

Pourquoi donc ces paroles éloquentes n'eurent-elles pas les effets immédiats qu'elles méritaient? Il manquait, pour arriver au but désiré de la réforme, une loi qui coordonnât les soins et réglementât l'administration.

A la France qui, la première, avait proclamé la réhabilitation officielle des Aliénés, était réservé l'insigne honneur d'avoir la première consacré l'étude de leur traitement par une jurisprudence spéciale. Sous le régime du Code civil comme sous les deux régimes précédents (le droit ancien et le droit coutumier) les prisons étaient le seul Asile qui s'ouvrît pour les Aliénés indigents (2). Le principe de leur placement dans un hospice était bien inscrit dans un article; mais, pour qui n'avait point de revenus, ce principe était presque généralement resté à l'état de lettre-morte. Il

(1) Mémoire présenté au Ministre de l'intérieur, en 1818.

(2) Ils représentaient probablement les *Carceres* dont il est parlé dans les *Pandectes*.

appartenait au Législateur de 1838 de profiter des progrès de la science moderne, pour imprégner d'un esprit nouveau les mesures à prendre à l'égard des Aliénés.

La Bavière ne tarda pas à suivre notre exemple; mais demeura longtemps avant d'appliquer les résolutions qu'elle avait si sagement adoptées.

Un bill de 1846 décréta la fondation de vingt nouveaux Asiles en Angleterre, et régularisa la situation des malades.

Des projets de loi semblables furent présentés en 1848 au Gouvernement Russe, en 1850 à la Chambre Piémontaise.

La même année vit passer une loi pareille en Belgique. Depuis, la Hollande a vu s'élever douze Asiles, parmi lesquels il faut signaler celui de Meerenberg ; celui de Vienne a coûté plusieurs millions ; Madrid construit à ses portes un Charenton supérieur au nôtre; le Brésil lui-même possède à Rio-Janeiro un hôpital de ce genre fondé par l'empereur Pedro II, au moyen de souscriptions (1); les Etats-Unis rivalisent avec nous d'humanité; il n'est pas jusqu'au Japon, où, en attendant mieux, les Aliénés, très-rares, du reste, ont des divisions spéciales dans les hospices de Yeddo.

Quant à nous, notre mission est à peu près accomplie. Nos idées, semées par la terre, n'ont plus qu'à fructifier. Qu'elles aillent, escortées par la charité et l'intelligence, porter à tous les peuples notre amour du bon, du beau, du bien. Auxerre, Avignon,

---

(1) C'est ainsi qu'ont été fondés l'Asile de Saint-Luc d'Angleterre, en 1751, et la plupart des Asiles actuels d'Ecosse.

Châlons, Chambéry, Grenoble, Marseille, Rennes, Rouen, Toulouse sont là pour dire ce que nous avons su faire ; Paris s'apprête à montrer ce dont il est capable, à son tour ; — et nous avons lieu de croire que notre capitale sera digne de son nom, de son rang et de sa gloire (1).

On peut, d'après ce que nous avons vu, diviser en quatre époques l'histoire de nos Asiles : la première, depuis la naissance du monde jusqu'au XVII° siècle de notre ère — *l'âge de la barbarie ;* la seconde, depuis le XVII° siècle jusqu'à la Révolution — *l'âge primitif ;* la troisième, depuis la Révolution jusqu'à la promulgation de la loi de 1838 — *l'âge de la réforme ;* la quatrième, depuis la promulgation de cette loi jusqu'à nos

---

(1) En 1818, les Aliénés étaient répartis dans 59 maisons ; mais il n'y en avait que 8, parmi elles, qui les reçussent exclusivement, et encore ! Dans 33 villes, ils étaient admis dans les hôpitaux généraux. Dans 33 autres, ils habitaient des dépôts de mendicité créés vers le milieu du dernier siècle. Enfin, dans 8 autres, on n'avait pas craint de les jeter dans les prisons.

Plus tard, les administrations locales fondèrent des hospices d'Aliénés dans plusieurs endroits ; et, en 1837, le rapport de la Chambre des députés portait leur chiffre à 34.

Depuis l'apparition de la loi de 1838, leur nombre s'est tellement accru que l'on compte aujourd'hui 61 départements pourvus d'*Asiles*, et 77 Asiles publics, privés, ou partiels ; non comprises les maisons de santé particulières. Que disait Esquirol, qui croyait que vingt Asiles suffisent pour le royaume ?

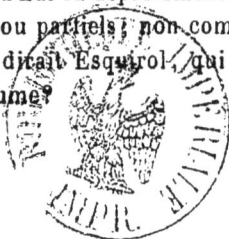

2

jours — *l'âge du progrès*, lequel a pour bases réelles
ce précepte évangélique : « Aimez-vous les uns les
autres. »

J'ai visité une grande partie de nos Asiles, et j'en
suis toujours revenu meilleur.

Je me propose de les voir tous, dans le même but :
celui d'éclairer mon jugement, de réjouir mon cœur,
et d'améliorer le sort des malades que la Providence
m'a confiés.

Puisse l'imparfaite et rapide esquisse, que j'en don-
nerai, communiquer la même impression chez mes
lecteurs !

EXCURSIONS SCIENTIFIQUES
DANS LES ASILES D'ALIÉNÉS.

AUXERRE.

Qui n'a entendu parler du coche d'Auxerre, autrefois le seul moyen de transport des contrées méridionales et du centre de la France de ce pays à Paris?

Le coche, détrôné, pour le malheur des touristes, débarquait près d'une petite île couverte d'arbres, bordée de moulins, devant un port animé d'où l'on apercevait — bâtie en amphithéâtre — cette vieille cité bourguignonne aux jolies églises, si longtemps nommée la ville des saints, si longtemps célèbre par ses luttes au moyen-âge, illustrée, depuis, par le dramaturge Sedaine, l'antiquaire Lebœuf, le mathématicien Fourrier, le peintre Jean Cousin, Soufflot, que le Panthéon a immortalisé, et, le plus intéressant pour nous, Roux le chirurgien.

Ce port, rapproché de cent mètres de l'embouchure de la rivière, se trouverait en face de la Chénette, clos renommé pour son crû.

Or, ce clos embrasse une côte, sur le plateau de laquelle s'étale un ensemble d'habitations neuves, régulières, encore blanches, généralement paisibles. On dirait de loin un village. Mais, à mesure que l'on avance, les saillies et les reliefs ressortent, les constructions se dégagent; et l'on ne tarde pas à reconnaître l'harmonie architectonique d'un édifice. C'est le premier objet qui mérite l'attention du voyageur, arrivant en chemin de fer. Celui-ci se hâte-t-il d'interroger ses voisins? On lui répond : « C'est l'Asile. » Puis, comme cette appellation, encore trop peu répandue, laisse du vague dans l'esprit. l'étranger ouvre les yeux et demande ce qu'est l'Asile.

Nous allons faire l'office du cicérone voyageur, en énumérant les phases de cet établissement, à dater de sa primitive origine.

Le 28 mai 1672, Bouchut, intendant de la province, vint à Auxerre percevoir les créances de la ville. La dette était de soixante mille livres. On décida que vingt mille serviraient à réparer les fortifications, et quarante mille à construire un hôpital général. Au mois de mars 1675, une maison de charité était instituée, par lettres-patentes, pour enfermer les mendiants. Mais le décret du 23 messidor an II fit perdre aux hospices leur individualité, en déclarant dettes nationales celles des établissements hospitaliers. Heureusement pour ceux-ci, un décret impérial de 1810 les convertit en dépôts de mendicité pour les vieillards et les orphelins; et plus heureusement encore, en 1818, le conseil général de l'Yonne transforma de nouveau le dépôt d'Auxerre en hôpital général « pour les individus des deux sexes qu'il conviendrait de séparer de la société. » Enfin, l'ordonnance du 21 octobre 1821 rendit leur individualité à ces établissements, et un arrêté de 1840 sanctionna l'affectation de l'hôpital général au traitement des aliénés.

Alors, fut envoyé un médecin, chargé de le réorganiser, de lui donner sa destination véritable, et de l'approprier aux besoins de ses nouveaux hôtes.

Dieu sait comment fut accueilli ce jeune homme, qui venait renverser de vieilles habitudes, ce directeur, qui venait imposer ses ordres à une congrégation! Dieu sait les avanies qu'il eut à subir de la part des préposés! Qu'il nous suffise d'apprendre que le personnel des employés fut entièrement changé, et que le médecin, après un an de siége, put prendre possession de son poste en toute liberté. M. Ferrus lui avait dit : « Il manque un Asile modèle, c'est à vous de le créer. » Et l'élève, docile à la voix du maître, s'était mis immédiatement à l'étude.

Après des peines, des élaborations sans nombre, son plan fut adopté; et 1846 voyait s'élever le premier des bâtiments. Trois années ensuite, le désir de l'inspecteur général était à la veille d'être accompli (1).

Lorsque M. Girard quitta cette œuvre, à la réalisation de laquelle il avait consacré vingt belles années de sa vie, il eut le droit de lui jeter un regard de satisfaction et d'orgueil : *Vidit quod esset bonum*. Le département, le conseil général, l'opinion publique elle-même, qui lui furent si longtemps hostiles, n'ont qu'une voix aujourd'hui pour lui exprimer leur gratitude : ils n'ont plus qu'un devoir à remplir, celui de consacrer ses labeurs par une commémoration solennelle.

Un vaste emplacement, une jolie vue, une orientation convenable, un air pur, des eaux suffisantes, la proximité de la

_____

(1) Nous nous faisons un devoir d'ajouter que c'est à l'habile et puissante intervention de M. le baron Haussmann, que l'Asile a dû l'achèvement de ses constructions, longtemps entravées par mille obstacles et par mille rivalités.

ville et le voisinage des champs, concourent, en effet, à faire
de cet Asile un des hôpitaux de ce genre le mieux partagé
sous le triple rapport de la construction, de l'agrément, de la
salubrité. Sur un terrain calcaire, à un kilomètre de la porte
de Paris, au pied d'une petite montagne qu'on appelle Saint-
Siméon, il regarde la route impériale. L'œil s'étend à l'est
sur les rives de l'Yonne, à l'ouest sur le mont Saint-Georges,
au nord sur une fertile campagne, au midi sur la ceinture
d'arbres qui entoure la cité et du milieu de laquelle s'élancent
majestueusement les tours de son antique cathédrale. Son
croquis est celui d'un parallélogramme — dont le bâtiment
d'administration occupe le centre — composé de deux crois-
sants allongés qui renferment deux sections équilatérales, celle
des hommes et celle des femmes, séparées par les cours principales et ce bâtiment.

Chacune de ces sections comprend quatre grands pavillons,
deux latéraux, deux en retour; et autant de pavillons auxi-
liaires pour les bains, les ateliers, le lavoir, la buanderie, le
bûcher, le réservoir, les écuries, les remises, les cellules.

Les cellules ont une forme rayonnante, qui renvoie au loin
dans les champs le bruit ou les cris des agités. Chacune d'elles
a son préau ombragé, où le malade peut se promener
librement, à l'abri des curieux, en face de la nature.
Cette heureuse innovation permet au médecin d'appliquer la
séclusion dans le sens véritablement thérapeutique de ce mot;
d'autant mieux que chaque porte est munie d'un opercule qui
donne au surveillant, dont la présence y est permanente, la
faculté d'examiner la conduite de ses malades dans leurs
moindres détails. Chaque quartier possède trois dortoirs, dont un
au rez-de-chaussée et deux au premier étage; de plus, un
réfectoire, une salle de réunion, un préau garni de platanes,
pourvu d'une fontaine, et une galerie intérieure couverte. Des

sauts de loups, dissimulés par une haie, à murs de même hauteur, empêchent les évasions sans nuire à la perspective.

Les cabinets d'aisance, à cheval sur le saut de loup, à égale distance des pavillons, sont masqués par des arbustes; ils simulent des tourelles.

Les dortoirs, parquetés, cirés, frottés, d'un brillant irréprochable, contiennent seize couchettes de fer verni, et 350 mètres cubes d'air respirable. Ils sont éclairés au gaz.

Une chambre contiguë, où couche le surveillant, lui permet, au moyen d'une large baie, de tout apercevoir de son lit, et de se porter, au premier signal, auprès de qui exigerait son intervention. Au-dessus de la tête de chaque lit, une planchette, attenant au mur, laisse voir le trousseau de la saison, marqué au numéro matricule; comme les autres objets qui servent à la toilette ou aux besoins particuliers. De cette façon, la visite médicale sert en même temps d'inspection ; le directeur constate chaque jour la tenue individuelle, et selon les circonstances, réprimande, avertit, loue, blâme, ce qui excite chacun à l'ordre, à l'économie, à la propreté. De cette façon, rien ne s'égare, rien ne se perd, rien ne se détériore, sans que les chefs n'en soient informés exactement... Cette règle, en inspirant aux aliénés le soin de leurs personnes, opère une diversion chez les uns, une concentration chez les autres, un bon résultat chez tous ; résultat d'autant meilleur qu'il contribue à l'emploi des moyens thérapeutiques, et coopère à la guérison ou au moins à l'amélioration générale. La même disposition se retrouve au réfectoire, où le couvert est numéroté d'un chiffre individuel. Des vases d'argile se mêlent aux ustensiles de ménage pour égayer par la vue des fleurs.

Les infirmeries sont tenues dans des conditions semblables, y comprise la salle des malpropres qui ne se trahit par aucune odeur. La confection seule plus compliquée des lits la révèle.

Ces lits de fer verni sont, chez les turbulents, fixés au plancher. Un hamac en toile très-forte et très-serrée, aussi large que le lit, est solidement arrêté par une de ses extrémités à une tige transversale au pied du lit et à 20 ou 25 c., au-dessus des tiges formant panneaux. L'autre extrémité s'engage sur une seconde tige aussi transversale placée à la tête du lit, et qui forme un tour au moyen duquel le hamac est suffisamment tendu. Un rochet placé à l'une des extrémités de cette tige la rend fixe, quand le hamac est tendu. Placée à 10 centimètres plus haut que celle de l'extrémité opposée, elle donne au lit-hamac une légère inclinaison. Une large plaque de zinc, infundibuliforme, occupe tout le carré du lit au niveau des panneaux. Une ouverture pratiquée à son centre conduit les urines dans un vase également de zinc, fixé au plancher par un appareil dont le surveillant garde la clef. — L'uniforme de la maison y a remplacé la robe séculaire des gâteux.

Au premier étage du bâtiment central, en face des chambres des Internes, habitent les convalescents, qui passent là leur temps d'épreuve, et s'habituent insensiblement à la vie sociale qu'ils ont quittée, à la vie de famille qu'ils vont reprendre. Près de là est la pharmacie, dont le maître seul a la clef; et dont les produits se remettent à heure fixe aux chefs de quartier à travers un petit guichet, indépendant pour chaque section.

Le trait dominant de cette maison modèle est l'extrême facilité du service, l'extrême facilité de la surveillance. Partout unité d'ensemble, régularité sans monotonie; absence de hautes murailles, de verroux, de grilles, de barreaux capables de rappeler la prison; partout l'application du précepte *contraria contrariis curantur*. Aucun coin, aucun placard qui puisse réceler ni instruments vulnérants, ni moyens de suicides, ni preuves de négligence.

On peut le visiter sans crainte, sans répugnance, par tous les temps et avec toutes les toilettes ; à tel point qu'un Conseiller général ne put s'empêcher d'adresser à M. Girard l'apostrophe de Molière : « Il ne me reste que de féliciter monsieur d'être tombé entre vos mains, et de lui dire qu'il est heureux d'être fou, pour éprouver l'efficace et la douceur des remèdes que vous avez si gracieusement proposés (1). »

Est-ce à dire que cet Asile soit parfait ? Hélas! si le progrès est de ce monde, la perfection n'en est pas.

Les travaux de terrassements et les travaux de fondations paraissent, dit-on, superflus. Les quartiers de pensionnaires sont trop voisins des quartiers hospitaliers, de celui des agités. Les quartiers cellulaires ne sont pas assez distants du reste de l'établissement, les cellules offrent encore trop de dispositions favorables à la propagation du bruit. Le bâtiment des services généraux n'est pas en proportion avec les autres, il demanderait plus d'élévation, plus de majesté. Le domicile du directeur, en contrebas du reste de la maison, ne permet pas à ce fonctionnaire d'avoir les yeux ouverts sur ses administrés, son logement mesquin jure avec l'ampleur et la dignité de ceux de ses malades. La chapelle, d'un style différent, reste du vieil hôpital, contraste mal avec le réservoir qui lui fait pendant. Et puis enfin, ajoute-t-on, le personnel des servants n'est pas exempt de désaccords, de luttes et d'embarras.

A part cela, quoi qu'en disent ses rivaux ou ses détracteurs, l'Asile d'Auxerre gardera sa réputation si justement méritée; jusqu'à ce que notre science, qui marche d'un pas rapide, l'ait dépassé par une œuvre encore mieux conditionnée. Les fautes que nous venons de signaler ont été des maux nécessaires, ou plutôt le résultat d'impossibilités financières.

(1) *M. de Pourceaugnac*, acte I, scène XI.

Quant au corps des surveillants, s'il laissait à désirer, c'est qu'il était insuffisamment rémunéré. M. Girard nourrissait l'espérance de constituer une congrégation laïque entièrement vouée au service des Aliénés, et entièrement dépendante du Pouvoir. Personne pourra-t-il jamais réaliser cette idée ?

Ne serait-il pas convenable de créer pour ce service un ordre particulier de laïques religieux des deux sexes, analogue à celui des Sœurs hospitalières de Lyon, mais qui formerait un centre exclusif, — où s'alimenteraient tous les Asiles d'Aliénés de France — et qui aurait pour mission de donner une éducation religieuse et morale, professionnelle et pratique, à tous les sujets qui se consacreraient à ce soin si difficile et si dévoué (1) ?

Ce n'est pas sans une certaine émotion que, en 1860, je visitais pour la dernière fois cette maison où s'étaient écoulées les plus belles années de ma jeunesse, et où tout était encore empreint du souvenir d'un maître regretté, — d'un homme affable dont le seuil avait accueilli la plupart de nos collègues, ainsi que d'illustres étrangers, — qui nous avait si souvent réunis à son foyer pour nous stimuler en faveur des malheureux, — de ce médecin auquel on aurait pu justement appliquer avec un léger changement le fameux vers de Virgile :

Non ignare mali, miseris succurere discis.

(1) Considérations sur l'Asile d'Aliénés du Rhône. — *Annales médico-psychologiques* de 1847.

LYON.

La seconde capitale de l'empire possède, sur ses confins , une localité dont le triste privilége est de recueillir ceux de ses habitants qu'elle exile ou qu'elle rejette de son sein : les morts, les galeux, les vénériens , les sourds-muets, et les fous.

C'est là , en effet, que se trouvent , à peu de distance l'un de l'autre , le cimetière de Loyasse et l'hospice de l'Anti-quailles, dominés par une chapelle célèbre (heureux et légitime correctif), Notre-Dame-de-Fourvières , dont on voit de loin la statue qui leur tend un de ses bras.

Deux voies opposées y mènent, dont l'une, la plus fréquentée mais qu'il faut gravir, porte l'épithète dérisoire de Chemin-Neuf. De ces trois monuments, l'Antiquailles, dont le nom seul indi-que l'ancienneté d'origine, est le premier qui se rencontre.

Résidence des empereurs romains d'abord , où naquit Cara-calla , — couvent balayé par la Révolution ensuite, comme les autres , — il fut agrandi dans son ensemble et reconstruit dans plusieurs de ses parties , au fur et à mesure des besoins et selon les vicissitudes; car la cité lyonnaise fut brûlée en 59, dévastée en 198, et détruite, on peut bien dire , en 1793.

Il y a plus de cinquante ans qu'on y reçoit des aliénés , traités antérieurement à la Charité ou à l'Hôtel-Dieu..... si on peut appeler ainsi confiner ces malheureux dans des loges souter-raines, d'où ils ne sortaient que pour entrer dans le Rhône prendre des bains de surprise. On s'était ménagé trente-huit chambres dans ce dernier, d'où , après le traitement, on les renvoyait dans leurs familles. Ces chambres occupaient trois étages, bâtis sur les trois côtés d'une espèce de cour humide, ornée d'un puits à son centre.

C'est au professeur Amard, alors chirurgien en chef de l'une de ces maisons, que l'on doit leur translation, en **1809**, sur le versant occidental d'une colline nommée autrefois *Forum Veneris*, édifice fondé par Trajan, en l'honneur de la déesse.

Le choix de cette position ne fut pas heureux, dit Esquirol; il a été impossible de donner aux bâtiments les développements convenables : les cours sont étroites, les promenoirs manquent, le sol y est aride, et la végétation ne peut ni récréer la vue, ni rafraîchir l'air. L'eau est peu abondante, tandis qu'elle est si nécessaire dans une maison semblable. La vue est très-étendue, sans doute, mais les croisées, les cours, ne prenant l'air et la lumière que du côté de la ville, les aliénés voient sans cesse leurs concitoyens aller et venir sur les quais de la Saône et dans les rues voisines. Ils entendent le brouhaha de la cité : n'en voilà-t-il pas assez pour augmenter et entretenir le délire ? **(1)**.

Martin jeune crut bien agir en y important, — pour la première fois en France, — la *machine rotatoire* de Darwin, inventée par Cox. Cet agent d'intimidation, comme on sait, est une cage en forme de chaise, qui tourne sur un pivot, et dans laquelle on soumet l'aliéné à la giration, de manière à lui donner une espèce de mal de mer. Hirsch, Horn, Guislain disent en avoir obtenu quelques heureux résultats et en avoir varié le genre d'application.

En **1835**, le docteur Pasquier apporta certaines modifications. A l'exemple de ses prédécesseurs, Bottex réclama pour ses clients. Il institua un cours de clinique, il détruisit des préjugés, il obtint même l'adoption, en principe, de la construction d'un Asile à une lieue des faubourgs, sur les limites

(1) Maladies mentales.—Tome II, pages 463 et 464.

Pour être juste, nous devons relever quelques erreurs : le sol de cette propriété est fertile, l'eau y est très-abondante, les aliénés ne ne peuvent point apercevoir les promeneurs des quais de la Saône.

du département ; mais les orages politiques de 1848 firent avorter ses plans.

Quelle occasion, pour une république naissante, qui ne parlait qu'au nom de la fraternité, d'inaugurer noblement son règne ? N'était-ce pas le moment de renverser le vieil ordre de choses , de rompre avec de honteuses coutumes , de nettoyer, en un mot, ces écuries d'Augias ? Car on ne peut désigner autrement une enceinte hospitalière où l'on voyait des paralytiques parqués circulairement, attachés sur des fauteuils percés , dont on ramenait les ordures vers un cloaque central comme dans une étable ; — où l'on a vu de pauvres agités , couverts de chaînes, emprisonnés dans une cage de fer, d'où ne pouvait s'échapper que la bave de la fureur, comme des chiens à l'attache. Heureux , lorsqu'ils étaient simplement liés aux arbres ! (1).

Il eût été difficile d'éprouver une impression plus pénible que celle que je ressentis en montant ces escaliers étroits, en parcourant ces dortoirs encombrés, ces réfectoires sombres , ces salles de réunion nauséabondes , en effleurant ces figures grimaçantes et ces costumes excentriques.

En face d'une pareille situation , M. Artaud pensa que ses tentatives échoueraient contre la routine et l'ignorance. Il renonça provisoirement à la lutte engagée avec l'autorité administrative , le personnel domestique, l'opinion publique : *Delenda erat Carthago.*

Il introduisit de notables changements : la section des gâteux fut améliorée, les chaînes furent abolies, les malades eurent un uniforme ; en 1852 , on établit deux nouveaux préaux et

(1) Lisez : Sullo stato de 'mentecatti e degli ospedali per i medesimi in varii paesi dell'Europa narrazione (etc), del Dottore Bonacossa. Torino, 1840, pag. 27.

deux nouveaux dortoirs, ce qui permit d'ébaucher une classification; — enfin, on a bitumé les cours principales, on a
réglé les allées et venues des étrangers.

Mais, quels que soient les efforts de ce médecin honorable,
l'Antiquailles ne sera jamais qu'un lieu de réclusion d'un
autre âge.

Nous ne parlerons pas de la forme de cet établissement; son
irrégularité se refuse à une description scientifique : des corps-
de-logis de tout étage, des sols de tout niveau, des murs de
toute hauteur, des quartiers de toute figure attestent, comme
nous l'avons dit, les vicissitudes et les adjonctions qu'il a dû
subir. Il existait encore, ces dernières années, la salle des
furieux, où les servants et les sœurs, — en l'absence et à l'insu
des médecins vraisemblablement, — où les servants et les
Sœurs, guidés par un sentiment louable, séquestraient les maniaques et les épileptiques les plus turbulents, en les immo-
bilisant avec des courroies sur leurs siéges. — Les cellules,
munies de verroux et de barreaux, ont encore, dans l'un de
leurs angles, une excavation taillée dans la pierre raboteuse
qui reçoit les immondices et les verse au dehors, au moyen
d'un conduit pratiqué dans le gros du mur; et les cellules des
femmes sont surmontées d'un étage.

Les chambres de bains, accolées à ce quartier, ne permettent pas aux malades de jouir des bénéfices attachés à l'emploi
de ces agents thérapeutiques. Les jardins sont pour ceux-ci
comme s'ils n'étaient pas. Les fenêtres, sans exception, intérieures et extérieures, sont revêtues d'un grillage.

Rien ne récrée les yeux, rien ne distrait : de hautes murailles, beaucoup de fer, une teinte mélancolique. A peine les
hommes de leurs cellules peuvent-ils, à travers une échappée,
entrevoir un coin de la ville. La vue est le privilége des vénériens : car j'omettais de signaler le voisinage des personnes

atteintes d'affection syphilitique ou dartreuse et des prostituées.

Qui ne se souvient encore de ce temps, où l'on ne pouvait monter à Fourvières, sans être ému par le spectacle de ces masques, collés aux grilles, par ces cris ou ces gémissements qui rappellent une ménagerie d'animaux sauvages.

Je m'arrête dans la crainte que mes couleurs ne paraissent exagérées. L'heure approche, du reste, où ce vieux débris va disparaître. M. Artaud, chargé de visiter les Asiles de l'Europe, a rapporté de son voyage de précieuses observations, qu'il lui sera bientôt permis de mettre à profit (1).

Nous venons de lire, en effet, dans un journal du pays :
« La question de la création d'un Asile d'Aliénés dans le dé-
« partement du Rhône vient de faire un pas décisif. C'est au
« concours de l'administration départementale et de l'adminis-
« tration hospitalière que cette mesure devra sa réalisation
« prompte et facile. Déjà, adoptant les conclusions d'un re-
« marquable rapport de M. le docteur Artaud, le conseil
« général, sur la proposition de l'administration des hospices,
« aurait décidé que l'Asile projeté contiendra 1,200 places,
« et que les magnifiques propriétés que possèdent ces hospices
« sur la commune d'Oullins et de Saint-Genis-Laval seront
« affectées à cette création (2). »

Espérons donc que cette troisième tentative sera la dernière. et acceptons les paroles du spirituel et savant docteur Diday comme d'un excellent augure.

Nous verrons peut-être d'ici à peu de temps se réaliser une pensée qui nous est chère, en voyant la bienfaisance marcher

_____

(1) Cet exemple n'est pas sans précédents. Le premier que l'on connaisse est celui du duché de Nassau qui, en 1830, fit voyager deux médecins de l'hospice d'Eberbach dans le même but.

(2) *Gazette médicale de Lyon.* Novembre 1861.

d'un pas égal à ceux du commerce et de l'industrie dans cette belle, pieuse, charitable ville, qui fut la métropole des Gaules.

Un médecin-directeur habitera son Asile, un service médical y sera convenablement organisé, des Sœurs comme j'en connais rivaliseront de zèle pour le progrès; et des élèves pourront, s'ils en ont le temps et la vocation, s'adonner à l'étude de l'aliénation mentale ou, tout au moins, véritablement l'étudier (1.)

Attendons avec impatience cet émule de l'Hôtel-Dieu, l'hôpital le premier fondé en France et qui date d'un des premiers rois Mérovingiens.

Il existe loin de là, et sur la rive opposée, un autre établissement consacré aux aliénés; c'est la propriété d'une congrégation de Frères de Saint-Jean-de-Dieu. On aperçoit les clochers du monastère au sortir de la gare de Perrache, dans la plaine de Saint-Fons, à peu de distance de la Guillotière. Mais ses constructions offrent une irrégularité, et ses salles une distribution qui encourent, à peu de chose près, les mêmes reproches; quoi qu'on ait écrit que les divisions sont impérieusement appropriées aux exigences des diverses formes d'aliénation, dont l'isolement est devenu nécessaire.

Ses fondements reposent sur un plateau à base sablonneuse, assez élevé pour permettre de dominer des yeux l'enceinte d'un vaste enclos, et de contempler les sites de la belle vallée du Rhône.

M. le docteur Carrier a commencé l'organisation du travail, profite en faveur de ses malades des nombreux avantages de la campagne, abandonne de plus en plus les moyens de

(1) Les élèves actuels sont des jeunes gens pris dans le corps des Internes, qui passent *un semestre* à l'Antiquailles, avant d'être dispersés dans les hôpitaux.

contrainte adoptés dans la maison. Beaucoup d'entr'eux se livrent à l'agriculture, d'autres à des occupations manuelles et dans divers ateliers de professions mécaniques.

On y faisait, autrefois, large abus des cages. L'immersion brusque dans l'eau froide, à la façon de Van-Helmont, y est encore en grand honneur, ainsi que le cautère et le séton (1).

Les pensionnats, ultérieurement annexés, sont, il faut le reconnaître, bien préférables aux bâtiments hospitaliers ; et les conditions d'hygiène l'emportent évidemment sur celles de l'Antiquailles.

Plus éloignée, l'institution de *Saint Vincent-de-Paul*, consacrée aux dames, est confortable : elle appartient à notre collègue.

L'estimable médecin en chef, que nous venons de nommer, obtiendra certainement d'autres améliorations, et ne voudra pas qu'on le dépasse.

On a foi en son mérite.

(1) L'idée de ce traitement vint à Van-Helmont à la vue d'un Maniaque forcené qui, d'une charette où on l'avait attaché, fut plongé dans l'eau fraîche d'une fontaine, et guérit.

3

GRENOBLE.

Si vous voulez vous faire une idée d'un site où la nature rivalise de générosité avec notre art, venez avec moi dans ce pays. La route en est très-facile. Vous prenez, à Lyon, la voie ferrée du Midi ; à Saint-Rambert, qui se blottit dans un coin formé par la jonction de la Drôme et de l'Ardèche, vous changez de ligne ; vous côtoyez, presque depuis Tullins, la rivière de l'Isère qui longe votre droite, et vous descendez à la station de Saint-Robert, à six kilomètres de Grenoble.

L'Asile est à quelques pas de la gare, à peu de distance du village. On dirait un nid dans les arbres. Il est assis sur un plateau, les pieds garnis de peupliers, la tête couronnée de montagnes, — appartenant aux Alpes, et qu'on pourrait appeler les *sierras* du Dauphiné.

On n'entend là que le mugissement des vents, le cri des troupeaux, le sifflet de la locomotive, le murmure des travailleurs, la voix des surveillants, ou l'apostrophe affectueuse et ferme du directeur. C'est lui qui est l'âme de la maison : il y a passé ses plus rudes années, ses cheveux y ont blanchi au profit de ceux qui l'entourent et à la défense d'une cause éminemment charitable. Aussi son regard est mélancolique et sa main fiévreuse. Ne lui parlez pas de la société ; il est plus heureux dans cet hermitage, avec une famille digne d'envie, et ses malades qu'il regarde comme ses enfants adoptifs. Mais parlez-lui encore moins des peines administratives ; vous raviveriez une plaie toujours saignante au cœur, que l'on a cru, quoique un peu tard, devoir panser avec le ruban destiné aux nobles poitrines. Cet homme, que vous voyez, est le type de cette phalange de médecins qui se consacrent au soulagement des malheureux. Il nous représente la lutte sous toutes ses faces... avec soi, avec ses semblables, avec ses chefs, avec ses subalternes; lutte de l'esprit du bien contre l'esprit du mal.

Quelles transformations a subies l'organisation actuelle?

Il existait là, jadis, un couvent de bénédictins, qui furent chassés par la tempête Révolutionnaire. Ce refuge qu'ils occupaient fut considéré comme propriété nationale, et rempli par des mendiants, ensuite par des prisonniers. Puis le dépôt devint hospice : on y transporta les prostituées syphilitiques, les filles-mères, et l'on y créa une école d'accouchements — espèce d'annexe des hôpitaux d'alentour. Enfin, on y adjoignit un service d'aliénés; car, en 1844, celui-ci renfermait déjà 83 de ces malades, mêlés aux vénériennes de l'Isère et de la Drôme.

Cependant, la science marchait. Le directeur obtint, la même année, que le préfet voulût bien confier à une commission spéciale consultative l'étude de la question du présent et celle de l'avenir de cet hospice. L'année suivante, il était nommé médecin. Quatre ans plus tard, on lisait dans notre meilleur Recueil :

« Le docteur Evrat remplit aujourd'hui les fonctions de médecin-directeur de cet établissement. Nous ne pouvons qu'applaudir à une pareille décision. Saint-Robert a déjà subi d'immenses améliorations matérielles, dues au zèle et au dévouement de son directeur. Nous sommes convaincus qu'il saura rendre à l'Asile de ce département des services aussi précieux sous le point de vue de l'intérêt des malades et de la science, que sous le rapport économique de l'administration (1). » On sait si notre confrère a répondu à ces espérances.

_____

(1) *Annales medico-psycolog.*, 1848, — page 454.

Un plan d'ensemble fut conçu et dressé par un nouvel architecte qui, à sa honte, refusa toute collaboration. L'on vit alors
ce singulier spectacle de deux hommes spéciaux, visant
au même but ; mais proposant des moyens complètement en
désaccord, et traduits devant le Conseil dit des bâtiments
civils — qui finit par couronner le plus digne, celui auquel
le Conseil général avait décerné le prix, celui qui avait compris
dans cette espèce de joute un concours généreux de lumières
et de labeurs.

Le 19 juillet 1852, il en recevait avis par la missive suivante :

« Le projet de reconstruction de l'Asile à exécuter est le
« fruit de vos études. Je me plais à vous exprimer, au nom
« du département, mes remercîments empressés pour les soins
« éclairés et persévérants que vous avez apportés dans cette
« affaire ; car vos combinaisons personnelles ont prévalu. Elles
« sont dues à de longues et laborieuses méditations, et repré-
« sentent, je n'en doute pas, un tout complet dans son
« ensemble comme dans ses détails.

Le Préfet de l'Isère, BÉRARD.

Ce plan qui a triomphé est en cours d'exécution.

On utilisera trois corps de bâtiments du vieil édifice, assez
bien en harmonie avec leur destination : la cuisine, la buanderie, le lavoir, le corps de logis des Sœurs et des employés ;
celui des convalescents, des démentes et des infirmes.

Une fois achevée (ce qui ne tardera pas), la nouvelle construction figurera deux parallélogrammes, sur les lignes desquels se déploient de chaque côté sept constructions verticales ;
— à part quelques modifications à droite, nécessitées par les
raccordements signalés. Au centre, s'étend un espace suffisant
pour l'emplacement des services généraux ou plutôt du service
administratif et de la chapelle, qui séparent les deux sexes.

Chaque division a un préau, entouré d'un fossé sur trois côtés et d'un mur sur le quatrième, élevé d'un mètre au-dessus du sol. Les grandes façades de ces préaux sont extérieures, les autres sont intérieures. Chaque dortoir contient ; au rez-de-chaussée, 12 lits,—au premier étage, 24,—comme dans la plupart des Asiles Anglais.

En vertu d'une décision du Conseil général, les épileptiques, les idiots et les crétins ne sont pas admis.

L'Aumônier, l'Économe, l'Interne, le concierge occuperont l'entrée. Au milieu de chaque section sera la salle de garde.

Le quartier d'isolement rejeté à droite et à gauche, en dehors de l'alignement des autres habitations hospitalières, ne peut ni les inquiéter ni les troubler. Il y a douze cellules pour 150 aliénés (huit pour 100). Les bains se trouvent placés sur le passage des tranquilles aux agités, en face des cellules ; très-ingénieuse disposition qui permet d'y conduire ceux qui en ont besoin, sans occasionner aucun désordre chez ceux qui sont calmes. Au-dessus et au-dessous du point central de la salle de bains, sont deux divisions destinées aux Maniaques turbulents et aux Déments criards et gâteux ; — addition qu'il serait désirable de retrouver dans tous nos Asiles. Bien souvent, dit Guislain, j'ai songé à des demeures spéciales, destinées aux aliénés criards : je voudrais trouver le moyen de pouvoir isoler les malades, de façon à ce que leurs cris ne fussent pas ou ne fussent que faiblement entendus des autres (1).

Une galerie couverte encadre les cours intérieures.

L'idée médicale a présidé entièrement à la confection de ce plan ; partout règnent l'indépendance partielle et l'unité d'ensemble, — l'absence de ce qui rappelle la séquestration pénale,

(1) *Phrénop.*, tome III, page 93.

barreaux, verrous, hautes murailles, fenêtres de souffrance;
partout règnent la salubrité, l'insolation et l'orientation bien
ménagées, une ventilation puissante. Peut-être eût-il mieux
valu reporter les paisibles à côté du service central, à raison
de la tranquillité qu'ils exigent; car ils sont enclavés entre les
semi-paisibles et les agités.

Cet établissement a été conçu en prévision d'une population
de trois cents personnes; non compris les employés.

Il est assis sur un sol élevé, sec, sablonneux, sur un terrain
exhaussé de six mètres au-dessus des plus grandes eaux,
reposant sur une couche de graviers et de cailloux. Des sources
abondantes l'alimentent. Une ferme, très-rapprochée, permet
aux malades de se livrer aux travaux de l'agriculture et de
coopérer, dans une sage mesure, à la prospérité matérielle de
la maison. Une piscine, clôse à hauteur d'homme d'arbustes
verts, sert à différentes pratiques balnéatoires. J'ai assisté avec
un grand intérêt à une séance hydro-thérapique dont notre
collègue me dit avoir retiré de merveilleux résultats. Il plonge,
à plusieurs reprises, dans la piscine, les aliénés en état de
stupeur mélancolique, comme ceux atteints du symptôme *gâter*,
et les oblige en même temps à prendre un peu d'exercice. Il
rétablit ainsi la circulation capillaire, ramène la chaleur aux
extrémités, provoque une réaction générale. Ce procédé les
tonifie, leur imprime une énergie qui, associée à une vigou-
reuse et opportune admonestion, stimule les uns à l'initiative,
et les autres à l'obéissance, — réveille les apathiques et cor-
rige les malpropres. Aussi les gâteux sont-ils très-rares. Quant
aux loges, elles sont vides, ou exceptionnellement pleines. Du
reste, ces cachots — dernière trace du dépôt — sont tellement
malsains qu'on répugne à s'en servir, même momentanément,
et qu'on n'y a recours qu'à la dernière extrémité. On dirait des
antres. A l'heure qu'il est, les nouvelles cellules fonctionnent

probablement. Malheureusement elles ne sont pas spacieuses.
Cette parcimonie de terrain se remarque dans chacune des
constructions ; les petits dortoirs, excellents en principe, paraissent un peu mesquins, les escaliers trop étroits, les fenêtres
un peu exiguës, les rampes à jour accessibles aux attentats
suicides.

Ces défauts eussent pu être évités, si l'on avait suivi les
conseils éclairés du directeur, qui n'a cessé de combattre des
tendances exclusives ; et, grâce à lui, on vient d'ordonner la
démolition d'une entrée où l'imagination de l'architecte s'était
donnée libre carrière dans une création charmante qui mariait
le dorique au corinthien (1).

Cet architecte est, je crois, le quatrième.

Telle est l'histoire des monuments livrés trop à l'arbi-
traire de l'artiste, qui ne voit qu'un moyen de réputation dans
son travail. Comme s'il ne devait pas puiser son inspiration
dans l'objet de son œuvre, et ployer les règles au besoin de sa
destination ! Chaque genre d'institution ne possède-t-il pas son
genre d'architecture, et celui-ci ne doit-il pas, avant tout,
puiser ses éléments d'étude dans la science ou l'industrie qui
l'emploie ?

> Quod medicorum est
> Promittunt medici, tractant fabrilia fabri.
>
> (HORACE.)

---

(1) Depuis que ces lignes ont été écrites, l'architecte, malgré re-
commandations et prières, a construit un portail à la ferme avec
des traverses saillantes. — Quinze jours après le transférement des
Aliénés dans leurs nouvelles habitations, l'un d'eux s'est évadé à
l'aide de ces traverses, et est allé se précipiter dans l'Isère où il s'est
noyé ! — Quinze jours plus tard un Aliéné, montant sur le siége
percé de sa cellule, a gagné la fenêtre située au-dessus de la porte

Une église ne comporte pas le même style qu'un hôpital, un couvent ne comporte pas le même style qu'un palais. Pour le temple, on consultera le prêtre, — pour la caserne, le soldat, — pour le palais le prince ou le grand seigneur, — pour le couvent, le Religieux, et l'hôpital... Pour qu'une maison de fous soit bâtie telle que l'exige la Folie, il faut donc qu'elle soit bâtie, dans ses moindres détails, sous les yeux de l'Aliéniste et sur ses indications. Autrement, on pourra avoir de beaux édifices; mais jamais des édifices utiles dans toutes leurs parties, c'est-à-dire parfaitement appropriés.'

Il a subi bien des injures, il a versé bien des larmes, il s'est attiré la haine et la raillerie de bien des gens, cet homme que l'on a appelé le *martyr de la spécialité*. On a été jusqu'à lui donner le nom propre à ses malades. Qu'il se console : « La vertu tire sa gloire des persécutions qu'elle endure, comme un drapeau de guerre tire son lustre de ses lambeaux déchirés. » (RIVAROL.)

M. Evrat finira son œuvre, malgré le rire imbécille de qui ne le comprend pas. Il assiste à la chute de la dernière pierre de cette vieille et stérile demeure. La postérité impartiale lui réserve une place parmi les bienfaiteurs de l'humanité.

en posant son second pied sur un larmier, a passé sa blouse neuve autour des barreaux de la fenêtre, et, ramenant les bras de sa blouse en dedans, il s'est pendu !

Voila ce que les Aliénés gagnent à l'exclusion de leurs médecins de la collaboration aux plans des Asiles.

DOLE.

L'on ne se douterait jamais de l'antiquité de cette ville, d'une origine antérieure à la domination Romaine, si les vestiges de l'amphithéâtre, les débris d'un aqueduc, et des restes de cette Voie — qui allait du Rhône au Rhin — n'étaient là pour l'attester : c'est que, détruite par Louis XI, elle fut reconstruite à neuf sous Charles-Quint et sous Louis XIV.

Riante, bien pourvue, bien environnée, elle s'élève sur la pente d'un coteau couvert de vignes, dont le Doubs baigne les pieds. Des promenades charmantes, d'élégantes fontaines, des rues convenablement percées, des maisons régulièrement bâties, des cottages gracieux, lui donnent un cachet aristocratique. C'est encore Dôle la Joyeuse, comme on l'appelait sous les Croisades, ayant conservé les traces de son ancienne coquetterie de petite capitale. Il n'est pas jusqu'aux abords qui ne soient nombreux et commodes : reliée au nord par Dijon, à l'est par Besançon, elle communiquera bientôt avec le midi, au moyen du chemin de fer de Lyon à Bourg.

L'Asile des Aliénés forme le revers de sa médaille. Il est difficile de voir rien de plus triste dans son ensemble, de plus misérable dans ses détails.

Au bout de la ville, au fond d'une espèce de place, à côté d'une caserne, c'est le dernier établissement à visiter; ou plutôt, c'est le premier, par ordre de besoin, selon la charité.

Imaginez-vous un carré, prolongé dans la longueur de sa parallèle droite. Les bâtiments hospitaliers reposent sur cette ligne; et sur la branche horizontale postérieure — qui sert de façade — s'étend le corps de logis de l'administration faisant équerre avec lui.

On entre par un portail cintré, flanqué des loges qui indiquent les concierges. A droite, une maison un peu longue renferme les ateliers; à gauche est un rang de maisons (si on peut donner ce titre) où se trouvent la chapelle, l'écurie et les remises. Ce qui constitue l'hospice, proprement dit, figure un *T* couché (⊢).

Ce fut, il y a longtemps, un couvent de moines. C'était, il y a vingt-cinq ans, un dépôt de mendicité. Dans sa session de 1831, le Conseil général du Jura convertit celui-ci en hôpital d'Aliénés, sous l'autorité séparée d'un médecin et d'un directeur. En 1841, un décret institua un inspecteur départemental, chargé de sa surveillance, de celle des prisons, de celle de tous les établissements de bienfaisance.

Tout y est mesquin. Le médecin-directeur (car aujourd'hui les fonctions sont réunies) peut à peine se loger, le receveur-économe a une chambre, l'Interne un réduit. La plus belle pièce est la salle du Conseil.... qui ne sert qu'une fois par mois, et pendant une heure.

Pénètre-t-on dans l'intérieur? Ce sont les mêmes défauts et des vices fondamentaux d'hygiène : l'air, l'espace, la lumière manquent. Le canal, qui coule au bas du jardin, annonce que l'eau seule y est en quantité suffisante. Des cours à sol inégal, trop ou pas assez ombragées; des réfectoires à voûtes basses, des dortoirs encombrés, sinon malsains; des salles de réunion sombres et mal ventilées, des latrines infectes, et des cellules!... à l'époque où nous visitâmes, c'étaient des caisses mobiles. Je passe la chapelle sous silence.

Bref, cette résidence est, selon l'expression de M. Véron, un véritable mortuaire où lui et son prédécesseur ont usé leur santé (1), — où les épidémies exercent des ravages terribles, témoin celle du dernier choléra, — où le chiffre des décès accuse hautement l'indifférence publique ; car, prenant au hasard, nous voyons qu'au 1ᵉʳ janvier 1858 il y avait 113 hommes et 100 femmes, que les morts avaient été de 47 hommes et 24 femmes en 1857.

Et si je disais que M. Véron y a introduit des réformes, cela laisserait à penser ce que c'était avant lui. Les surveillants ont un costume, le travail agricole est organisé dans un clos qu'une route sépare de l'hospice. J'ai vu un arsenal de moyens coërcitifs abandonnés, dont on composerait un musée qui aiderait à l'histoire de l'aliénation mentale. Un cahier d'autopsie, savamment rédigé, annonce chez M. Rousse un élève instruit, chez notre collègue un digne élève de M. Parchappe.

Comment donc s'expliquer un pareil état de choses? N'a-t-on rien demandé, rien sollicité, rien combattu? Ce serait une injure à adresser au corps médical que de le soupçonner. M. Véron a lutté de toutes ses forces; et ce n'est qu'à bout de peines qu'il a désiré son changement, dans le dégoût que lui inspirait une situation irrémédiable.

Cette situation, elle menace de se continuer longtemps encore, par une disposition plutôt géographique que morale.

Dôle est à 55 kilomètres de Lons-le-Saunier, le chef-lieu de préfecture. C'est là, je crois, le secret de cette énigme. Les relations avec l'autorité centrale sont lentes, difficiles et privées de cette clarté qui est le privilége des communications verbales, quelque bien intentionnée qu'on la suppose, et quelque diligence qu'apporte l'autorité intermédiaire. En outre, le chef-lieu verra toujours d'un œil jaloux la création d'un

(1) Le docteur Fornasari, en effet, y a rendu le dernier soupir sur un grabat d'indigent.

Asile ailleurs que chez lui; et le sous-chef-lieu se roidira toujours à l'idée de se dessaisir d'une propriété, qui est, quand même, un profit pour la contrée, si minime qu'on l'admette. De là des tiraillements perpétuels, des pourparlers indéfinis, des délais funestes.

On a proposé la modification d'une partie de ce qui existe, ou la construction d'un pavillon dans le clos auxiliaire. Mais, dans le premier cas, cette combinaison n'assainirait pas le reste de l'édifice; — dans le second, elle ne pourrait qu'être le prétexte d'un ajournement plus regrettable. Il y a trop de défectuosités, trop de mal dans une pareille maison consacrée au traitement des malades, pour espérer de jamais en tirer rien de passable.

Il faut raser ce qui est debout. Il faut qu'il subisse l'infamie des parricides, qu'on en laboure le sol; afin que nos descendants n'en retrouvent pas la trace, et ne se doutent point qu'on y ait soigné des fous.

L'argent employé à des réparations serait perdu, et les améliorations permanentes ou réitérées, qu'un pareil système entraînerait à la longue, doublerait la somme nécessaire pour une réédification. C'est ce que disait Esquirol : « La pire des mesures administratives est de créer de nouveaux établissements d'Aliénés dans des bâtiments anciens. On finit toujours par dépenser autant pour mal faire que l'on aurait dépensé pour créer à neuf avec toute la perfection possible. »

J'appliquerai à cet Asile les paroles de sir Bennet, à propos de celui de Londres, qu'il était une honte pour le pays; — et ces vers plus qu'énergiques d'un de nos poètes modernes :

Ni le feu, ni l'eau, dans leurs lubricités,
Et les débordements d'une rage soudaine,
D'un frisson aussi vif ne glacent l'âme humaine

Et ne serrent le cœur, autant que le tableau
Qu'offrent les malheureux qui souffrent du cerveau,
L'aspect tumultueux des pauvres créatures
Qui vivent, ô Bedlam ! sous tes voûtes obscures.

(P. Barbier.)

Puisse le successeur de M. Véron être mieux récompensé dans ses efforts, et vaincre les résistances qui s'opposent à une louable et très-urgente entreprise !

CHAMBÉRY.

Avant que l'industrie eût sillonné nos campagnes de chemins de fer, le voyageur, qui se rendait dans la Savoie ou en Suisse, pouvait se demander parfois quelle route il devait prendre. Aujourd'hui, si vous n'allez pas à pied dans l'un de ces deux pays, vous aboutirez inévitablement à une vallée du Bas-Bugey, située entre l'ancienne ville d'Ambérieux et une colline couronnée par les ruines d'un vieux château, pour prendre ce qu'on appelle l'embranchement de Genève.

A partir de ce point de ralliement ou d'intersection, vous vous emboîtez dans les montagnes, vous côtoyez l'Albarine, qui serpente à travers les prés et contraste avec la marche mathématique du wagon ; vous pénétrez dans les gorges de Saint-Rambert au milieu desquelles la voiture de feu glisse comme un éclair dans la nuit ; vous traversez ensuite quelques éclaircies formées par des bouquets de châtaigniers ; puis vous vous enfoncez dans un encaissement de rochers arides, pour renaître à la vue de fertiles pâturages, jusqu'à ce que vous touchiez à Culoz, pays de sables, de pierrailles, de côtes et de vignobles.

La Savoie vous attire-t-elle ? Vous suivez le Rhône, qui vous quitte momentanément. Et depuis Aix jusqu'à Chambéry, ce n'est plus qu'une série de perspectives sévères : monts, rocs, ravins, pyramides, dont les plus élevés semblent se confondre avec la nue, et se dégager d'une vapeur grise qui leur donne, en hiver, la teinte des images placées sous le champ du stéréoscope. Si la neige couvre la terre d'un linceul, les arbres ressemblent à des dentelles d'albâtre ou à des stalactites de marbre. Le panorama change aux approches de la cité qui rappelle, avec les Charmettes, l'auteur de la Nouvelle-Héloïse.

La patrie de Vaugelas, de Saint-Réal, des De Maistre, nous parut sale et morose; à nous qui l'avions connue par un soleil de juillet miroitant sur ses toits d'ardoise, et parée de magnifiques ombrages. Mais elle n'était point le but de notre excursion : nous passâmes outre; et parvenus à l'extrémité du faubourg Nésin, nous parcourûmes environ deux kilomètres, nous dirigeant en toute hâte vers une avenue de peupliers qui conduit obliquement à un moderne édifice.

« Jusqu'à l'année 1827, les Aliénés du duché de Savoie croupissaient dans les prisons, confondus avec les criminels poursuivis par la justice humaine, ou végétaient dans leurs familles sans secours efficace, objet de la risée, ou tout au moins de l'abandon méprisant de leurs concitoyens. A cette époque, le conseil général de charité, puissamment aidé par les largesses de M. le comte de Boigne, dont la bienfaisance et l'inépuisable charité savaient parer à toutes les infortunes, leur ouvrit un asile dans un ancien couvent de religieuses situé à Bettonnet, à dix kilomètres de Chambéry. C'était un progrès réel, et le sort de ces malheureux se trouva sans aucun doute considérablement amélioré. Mais l'expérience de quelques années fit bientôt reconnaître l'insuffisance de cet établissement, soit comme maison de bienfaisance, soit comme moyen de traitement (1). »

Il faut l'avoir visité, pour se faire une idée de ce qu'il présente de monstrueux; cela passe toute description, disait le docteur Billod (2). En effet, il était relégué dans une gorge

---

(1) Dénarié, Notice de la maison de santé de Bassens, page 1. — Jusqu'en 1831, les Aliénés de la Savoie étaient envoyés aussi très-souvent au manicome de Turin. Primitivement on les enfermait à l'hôpital-général. — Denarié, élève de Besson, est l'architecte.

(2) Analyse du mémoire de Duclos. 1847.

de montagne, où les eaux du ciel s'accumulant le transfor-
maient en marais. Les fièvres paludéennes y étaient endémi-
ques; la quantité de quinquina consommée y était fabuleuse.
On n'y voyait que guichets, grilles, verrous, couloirs sombres,
salles humides, dortoirs encombrés, cours étroites et sans
verdure.

Aussi le Conseil général de charité s'empressa-t-il de pourvoir au remplacement de ce dépôt, véritable pandémonium,
quoique son médecin se nommât Duclos, un homme de très-
grand mérite. Duclos étudia sur les lieux les principaux hospices
de la France et de l'étranger, résuma ses observations dans
un remarquable ouvrage, et posa le programme de cette maison
de Bassens que nous allons examiner.

Assise au fond d'une plaine, elle est adossée contre le mont
Nivolet, qui l'abrite des vents du nord, dans une orientation
convenable et sur un sol élevé, d'où l'œil découvre un paysage
charmant, dont la blanche ceinture des Alpes fait la clôture.
Deux sources l'abreuvent; l'air y est pur, les abords en sont
commodes (1). Il est regrettable, seulement, que l'entrée ne
corresponde pas à la façade, car le coup-d'œil général ne
manque pas d'harmonie.

Le plan d'ensemble représente un carré long, flanqué laté-
ralement de pavillons parallèles, reliés au point central par
des galeries couvertes. Le fond est occupé par la chapelle et des
bâtiments accessoires; le devant sera garni du département des
pensionnaires.

Elle a encouru le reproche, également adressé à l'Asile
d'Auxerre dont elle est une copie, de priver certains quartiers
d'une partie de la vue, par la présence des murs du quartier

_____

(1) Il n'y avait, précédemment, qu'une seule conduite d'eau, de
8I millimètres de diamètre, n'arrivant presque jamais à plein tube.

voisin qui limite le préau. Mais la vue est suffisante sur un des côtés des cours, et l'écartement des ailes élargirait peu le cercle de l'horizon visuel. La seule manière d'offrir une plus ample étendue, serait de poser en large les pavillons latéraux ; afin que la galerie comme les cours intérieures regardassent la campagne : ce qui aurait de graves défauts d'architecture, et de sérieux inconvénients pour le service.

Les lignes ne manquent ni de proportions ni d'élégance ; toutefois le bâtiment central est massif, écrasé au milieu de ces galeries épaisses et de ces corps de logis. En outre, les habitations des pensionnaires eussent pu être mieux placées que sur le devant de l'Asile, sous plusieurs rapports : des gens riches ou aisés, qui viennent chercher trop souvent un abri à leur amour-propre, ne seront pas très-flattés de se voir les premiers en évidence ; ils aimeraient beaucoup mieux avoir une entrée solitaire et indépendante, un logement éloigné des indigents. Du reste, cette portion du plan reste à exécuter... On parle d'acheter un château voisin pour la remplacer ; idée aussi heureuse que fertile.

A part cela, Bassens est bien distribué, bien ventilé, bien agencé ; et il est facile de reconnaître de prime abord que la pensée médicale a présidé à sa conception. Sans croire, comme M. le docteur Caffe, que cet établissement n'aura pas de rival au monde, l'ombre de Duclos qui plane dans cette enceinte doit se trouver satisfaite de sa réalisation (1).

Son élève, son successeur poursuit son œuvre et demeure son interprète.

Perge modo, et quá te ducit viá, dirige gressum.
(Virg.)

_____

(1) *Annales médico-psychol.*, 1860, page 251.

4

Sous sa direction, celle-ci va se terminer; et laFrance se félicitera que d'inattendus hasards l'aient dotée d'un monument national.

Certains détails commandent l'attention.

Les cellules sont dans les meilleures conditions pour l'isolement thérapeutique. Au quartier cellulaire est annexé un petit quartier de force et de sûreté, où seront déposés, soit les Aliénés homicides, soit les individus en état de prévention de crime capital et soupçonnés de folie. « Les nécessités de la répression des délits et des crimes créent, pour une certaine classe d'Aliénés, par le fait de la détention judiciaire, une position exceptionnelle qui impose à l'administration des obligations spéciales... Les accusés, les condamnés, et les acquittés, en tant qu'atteints d'aliénation mentale, ne doivent pas être retenus dans les prisons ordinaires, et doivent être placés dans des établissements spéciaux où ils puissent recevoir tous les soins que réclame leur état de maladie (1). »

Les pavillons portent les noms de célèbres bienfaiteurs; innovation aussi ingénieuse que bien sentie. Les salles, relativement spacieuses, mais de moyenne grandeur, se prêtent à une surveillance aussi complète que possible, sans favoriser la propagation du bruit par le nombre. Les vasistas à bascule empêchent l'air frais de frapper traitreusement les malades. Les lits de gâteux, dont les paillasses, composées de trois segments, laissent toute facilité de nettoyage, allient une confection simple à un prix très-modéré. Cependant je n'aime pas ce contact du corps nu avec la paille, quelque abondante et propre qu'elle soit. Si Guislain assure en avoir retiré les meilleurs résultats, on est forcé de reconnaître qu'elle favo-

(1) Max. Parchappe. *Des principes à suivre dans la fondation et la construction, etc.* 1853. — Pages 34 et 35.

rise ou aggrave les escarrhes au sacrum, lorsqu'elle n'est pas suffisamment renouvelée. Les baignoires dépassent à peine le niveau du parquet ; ce qui est d'une extrême facilité pour les turbulents et les indociles : de ciment et de gypse *gâchés*, elles sont aussi gracieuses que solides. On leur reproche à tort de ne pas conserver le calorique : elles sont plus longues à se chauffer, mais gardent la chaleur aussi longtemps que les autres. Des saillies, ménagées dans le gros du mur, forment des espèces d'escaliers qui rendent des plus aisées l'administration des douches. Le procédé dont se sert le médecin envers les Agités revêches m'a semblé bon à noter : il entortille ceux-ci dans un drap, de façon à s'opposer à la liberté entière des mouvements et à se dispenser ainsi du trop classique couvercle : les malades en proie à une mobilité excessive profitent mieux de cette manière du médicament prescrit. Enfin, l'entrée de chaque quartier est pourvue d'une fontaine de marbre à plusieurs robinets, où les malades peuvent se laver en revenant de leurs travaux. Et à ce propos, je ne parle ni du travail, ni de l'ordre, ni de la discipline ; le nom du directeur les suppose.

Des Religieuses, qui comprennent parfaitement la sphère de leur mission, prodiguent aux femmes des soins aussi assidus qu'intelligents. Les hommes sont soignés par des surveillants laïques, qui vivent en très-bon accord avec les Sœurs. C'est parmi les militaires libérés que le recrutement des infirmiers s'est opéré. Autant que possible, ils sont choisis parmi ceux qui ont eu des professions ; afin d'établir, par leur intermédiaire, l'entretien permanent de l'Asile, et pourvoir ainsi aux diverses réparations qui n'exigent pas la présence d'ouvriers étrangers.

La population prévue est de 374 Aliénés : elle s'accroît chaque jour ; nul doute que ce chiffre ne soit dépassé dans quelques années. La mortalité est très-faible.

Honneur à ces praticiens modestes, qui, cachés aux gloires humaines, se consacrent ainsi au soulagement des insensés; qui passent leur vie au milieu d'eux, pour les étudier, les faire connaître, et les secourir !

L'Empereur, en complétant les attributions de M. Fusier, au grand avantage de la maison, a rendu justice à des talents et récompensé des efforts qui ne se lasseront pas; et nous verrons se perpétuer dans l'ancienne capitale de la Savoie la tradition glorieuse des Duclos, des Daquin, et des Foderé.

SAINT-DIZIER.

Si jamais la curiosité ou les affaires vous appellent en Champagne, méfiez-vous de la *route de l'Est*. Je la recommande aux gens pressés et aux estomacs paresseux : les cahots, les secousses, les chocs, les oscillations font des voyageurs, et sans métaphore, de véritables épis de blés battus par l'orage. Ce sont, à chaque instant, des arrêts, des retards, des reculs, des changements de voiture, des changements de billets ; sans compter les changements de bagages, qui risquent fort, si vous n'y prenez garde, de s'en aller — selon le vent — à Strasbourg, à Nancy, ou à Vesoul. Jamais je ne me suis mieux désabusé de cet axiome : la ligne droite est le plus court chemin d'un point à un autre.

Heureusement je devais m'arrêter à Saint-Dizier (*Deside-rii fanum* du nom d'un Evêque martyrisé au IIIe siècle par les Vandales), jadis place forte, aujourd'hui ville de huit mille âmes, pleine de souvenirs historiques, — où une honnête distraction me reposât de mes fatigues. Mais la mauvaise chance me poursuivit : mon collègue était absent, et il ne fallut rien moins que la gracieuse hospitalité de M. Canton, son Interne, pour me consoler.

Saint-Dizier s'élève dans un site charmant, à l'endroit où la Marne commence à devenir navigable, largement abreuvé par la source des Renelles. La maison des Aliénés en est à un kilomètre, que garnit une magnifique promenade connue sous le nom de Jard.

Elle est située dans une île formée par la rivière et un canal de dérivation. Son jardin est dans une autre île, isolée par le canal d'un vaste enclos livré à la culture et attenant à une ferme.

Englobée dans le domaine public à l'époque de la Révolution, comme provenant de la famille d'Orléans, alors émigrée, cette propriété fut destinée par la Convention à devenir une fonderie de projectiles de guerre, d'où l'épithète de *Foudroyante*. Plus tard, sous le premier empire, ses bâtiments furent — après modifications jugées convenables — affectés à un dépôt de mendicité. Ils conservèrent cette destination jusqu'en 1840, époque de la mise en vigueur de la loi du 30 juin 1838. Deux ans après, M. le docteur Belloc y était installé, en qualité de médecin-directeur. Il y avait trouvé, comme restes du vieux dépôt, 20 ou 30 vieillards ou infirmes, et une centaine d'Aliénés, pêle-mêle — sans autre distinction que celle des sexes. Les dortoirs, pour la plupart, étaient séparés par des cloisons à claires-voies et par des sortes de cages contenant chacune un lit.

La démolition de ces cages fut un des premiers actes administratifs de notre confrère, qui fut aidé, dans son entreprise, par les Religieuses de Saint-Vincent-de-Paul de Besançon, auxquelles on devait l'ébauche d'une organisation du travail, qu'il méthodisa. Chose bizarre! Un arrêté préfectoral avait soustrait de son autorité, pour les conserver sous celle de la Commission, les anciens hôtes du dépôt... Commission administrative pour les vieillards et infirmes, de surveillance pour les fous. Ce régime dura plus de trois ans, au bout desquels M. Mérier prit la succession, généralisa le travail, et introduisit à son tour des réformes importantes.

Aujourd'hui l'Asile est dirigé par M. Du Grandlaunay. Il contient 380 malades, tant du département de la Haute-Marne que de l'Aube et de la Seine; — et divisés en tranquilles, agités, gâteux. Signalons, pour mémoire, le cumul des fonc-

tions de l'Econome, qui est employé en même temps à l'hôtel-
Dieu, à l'hôtel de-ville, au bureau de bienfaisance.

Sa forme est celle d'un carré complet.

Le bâtiment de la façade antérieure est habité, d'un côté
par le directeur et le concierge, de l'autre par l'Aumônier,
l'Interne et les Sœurs. La façade postérieure représente la chapelle et les services généraux. Les ailes droite et gauche, qui
parfont le plan, sont occupées soit par les hommes, soit par
les femmes.

Onze hectares de terrain contigus permettent à ceux-ci de
s'adonner à la culture ; un îlot, récemment conquis sur la rivière, va encore accroître les ressources horticoles de la
maison ; — et lorsque le travail agricole manque, on envoie
les Aliénés par brigade chez les fermiers du voisinage.

La Marne passe sous les fenêtres de la parallèle gauche ;
ce qui devrait entretenir une permanente humidité. Pourtant,
l'état sanitaire est habituellement bon, la fièvre intermittente
y est très-rare, la mortalité moins nombreuse qu'on ne le
supposerait ; car les décès donnent une moyenne de 11 ou 12
pour cent.

Le défaut de cette construction est une simplicité par trop
grande. Les quartiers se commandent, les salles de *gâteux* et
d'agités comme les autres : cause inévitable de conflit entre
différentes parties. Il est regrettable, en outre, que les
dortoirs destinés aux malpropres — et qui devraient être des
infirmeries — soient lavés et non chauffés. On y a mis, du
reste, à profit les plus minimes ressources ; et sa marche té-
moigne d'un gouvernement aussi entendu que dévoué. Tout y
respire l'ordre et une paternelle discipline. Les dortoirs sont,
ou de petite, ou de moyenne grandeur. La chapelle est placée
(chose peu commune) à un premier étage ; ce qui offre certains
inconvénients sous le rapport du bruit, mais qui a bien ses

agréments sous ceux de la commodité et de la température. Cela rappelle les hôpitaux, où les personnes alitées peuvent entendre l'office divin, assister aux cérémonies du culte. La congrégation vit, là, en parfait accord avec les chefs.

Les moyens de coërcition sont d'un usage restreint, quoiqu'on y puisse blâmer le nombre des fauteuils percés sur lesquels sont assujetis les paralytiques. La proportion des gâteux est, en moyenne, de 1 sur 8. — Le système des latrines consiste dans une guérite à tiroir mobile, que l'on vide fréquemment. Tout simple qu'il est, ce système est peut-être préférable à une infinité d'autres que l'on propose pour modèles.

Une fanfare règle les heures du lever et du coucher. Une école de chant, qui rappelle le passage de M. Mérier, fonctionne trois fois par semaine; des chœurs de voix mêlées se font entendre avec assez d'harmonie et de précision à l'église, les jours de fête et les dimanches.

M. Du Grandlaunay veille à la rigoureuse exécution du règlement : il a rendu obligatoire le port de l'uniforme, institué une pharmacie, reconstruit la boulangerie, et obtenu la promesse d'un prochain agrandissement.

Voilà le beau côté.

Mais une section exige une réforme immédiate, c'est celle des Agités. Les cellules ne sont autre chose que des cavernes taillées dans le roc, où, pour unique literie, s'enfouit de la paille; et qui ne reçoivent de jour que par deux guichets pratiqués en haut de leur lourde porte : *foribus cardo stridebat ahenis.* J'y ai cherché vainement les lieux d'aisances...

En somme, si j'ai bien compris l'économie de cet établissement, c'est une nombreuse famille, où l'existence, facile et régulière, s'écoule à la satisfaction générale.

On ne peut guère employer mieux éléments et matériaux. C'est vraiment dommage que le département de la Haute-

Marne, assez riche d'ailleurs, ne consente pas à quelques sacrifices pour améliorer son Asile, ou pour le remplacer; dernière détermination à laquelle il sera tôt ou tard forcé d'arriver.

Assis sur un sol bas et humide, enclavé dans les bifurcations de la Marne, Saint-Dizier porte avec lui un vice originel qu'aucun travail ne pourra faire complètement disparaître.

MOULINS.

Deux voies principales conduisent au chef-lieu de l'Allier :
la route du Bourbonnais, et celle de Lyon à Saint-Etienne;
l'une gaie et pastorale tout le long de son trajet, — l'autre
triste et industrielle dans sa première moitié qu'enfument la
vapeur des verreries ou la poussière des charbons, mais riante
et champêtre dans la seconde principalement depuis Roanne.
Là, on traverse la Loire avec ses ondulations capricieuses,
ensuite la Palisse avec ses buttes amoncelées, puis les fertiles
plaines de Montluçon; et l'on arrive à Moulins, ville de grandeur modeste, assez propre, à pavés plats, à toits d'ardoise,
à rues alignées, où tout respire le calme des pays agri-
culteurs.

C'est une cité moderne, dont l'aspect ne présente guère plus
d'intérêt que son histoire. La curiosité n'y amène aucun
étranger.

Si, — quand on a suivi le faubourg Sainte-Catherine, —
on parcourt un kilomètre en avant, l'on tombe sur la commune
d'Yzeure, où fut, jusqu'au dernier siècle, la seule paroisse en
titre de la contrée. Après plusieurs montées et descentes, l'on
ne tarde pas à apercevoir, sur la droite, à travers les arbres,
un groupe d'habitations; peu à peu, ce groupe se détache, et
laisse voir un édifice symétrique, à couleur rougeâtre, où
guide un chemin de bifurcation.

C'est l'Asile des Aliénés.

Cet établissement, qui aurait pu reposer sur un sol plus
élevé, se rattache, comme système géométrique, à la forme
parallélogramme. Je ne puis mieux en rendre l'ossature qu'en
imaginant un carré long, sur les côtés duquel se dressent per-

pendiculairement des pavillons parallèles d'inégale hauteur.
La chapelle est située sur l'axe du bâtiment central, entre
celui-ci et les quartiers d'infirmeries qui complètent le fond.
Le devant présente deux petits logements ; l'un pour le concierge et le bureau d'admission, l'autre pour le dépôt des
instruments aratoires. Les pensionnats, auxquels on peut se
rendre par un chemin détourné, se trouvent complètement en
dehors et en arrière de ce plan : c'est eux qu'on aperçoit les
premiers, en arrivant de Moulins ; car la maison tourne le dos
à la ville. Disposition heureuse, en ce sens qu'elle ménage
la susceptibilité des familles, sans priver les pensionnaires des
avantages d'une bonne proximité.

De prime abord, ce monument a une jolie apparence.
Comme tableau, il ne manque pas de perspective : ses tracés
sont très-réguliers, ses pavillons de moyenne hauteur, ses
jardins bien cultivés. Son entrée est à l'écart de la route impériale. Mais quelle sobriété de terrain ! Aussi, les constructions sont ramassées, les bâtiment central est lourd, comme
resserré au sein des bâtiments hospitaliers. Sous ce rapport, le
détail s'harmonise parfaitement avec l'ensemble : des cours
petites, des infirmeries mesquines, une cuisine étroite, des
cellules froides sans parquets ni boiseries ; l'appartement du
directeur aussi mal placé que peu convenable, à cause de son
contact trop immédiat avec ceux de ses malades... tout a son
explication dans l'esprit d'un règne qui prenait la parcimonie
pour la simplicité, la popularité pour la grandeur. Une
excellente pensée avait conçu cette création, une réalisation
médiocre y a répondu. La première était médicale, la seconde
resta étrangère à notre spécialité.

C'est le cas de répéter ce précepte, si bien formulé par
Guislain, et que nous verrons si souvent violé dans nos Visites :

« Quant vous aurez à faire le plan d'un établissement

« d'Aliénés, vous partirez de ce principe, que le premier
« devoir du médecin qui élabore le programme est d'être au
« courant de ce qui a été fait et recommandé, celui de
« l'architecte de ne rien entreprendre qui n'ait eu la sanction
« pleine et entière de l'homme de l'art (1). »

Si la Révolution de février avait bien compris sa tâche à
l'égard de la charité, elle aurait concilié l'art de guérir et
l'art de construire; et de la communion de ces deux idées
aurait surgi l'œuvre qui, tout en conservant son caractère de
noble simplicité, eût atteint dignement son but.

Néanmoins, il y a des arrangements louables dans cet Asile.
Cette convergence des services particuliers vers le service général, cette facilité de communications du maître avec les
serviteurs et du médecin avec ses malades, ainsi que le voisinage de la chapelle avec les infirmeries, m'ont paru très-
avantageux. Puis : cette absence de matériaux pesants, ces
colonnettes sveltes des galeries, ce dépourvu d'ornementation
architecturale ne manquent pas de mérite dans un édifice
destiné au secours des indigents. A quelque chose malheur
est bon.

Le directeur, innocent du reste des critiques que nous
venons de nous permettre, a été porté à la place qu'il occupe
par le choix de ses concitoyens, pour ainsi dire; et ses efforts
le ratifient par une vie d'abnégation, de dévoûment. — M. le
docteur Régnier, animé des meilleures intentions, fera certainement disparaître les barreaux de fer de ses cellules,
abaisser les murs des préaux, creuser des sauts-de-loup;
afin de procurer un air et une vue qui manquent, ou qui ne
suffisent pas, du côté de l'extérieur.

La population de ses malades monte à près de 300 per-

(1) *Leçons orales sur les Phrénopathies.* Tome III, page 356.

sonnes des deux sexes, servis et soignés par des laïques dont il est content.

L'Allier seul reçoit les entrées d'office. Ce département ne figure, dans la dernière statistique, ni parmi ceux qui ont fourni le plus d'Aliénés, ni parmi ceux qui en ont fourni le moins. Faut-il attribuer au climat, à la nature du sol, à celle des habitants, ce milieu barométrique de la folie, dans un pays situé au centre de la France, sous une zône tempérée, d'un rendement généreux, composé presque entièrement de pâturages? Et cette maladie éluderait-elle la loi, posée dans cet aphorisme si connu d'Hippocrate? « *Considerare morbos oportet qualiter et quibus, quas formas habeant, in qua loca versi sint.* »

Quoi qu'il en soit, les épidémies y font époque, et les affections intercurrentes y sont rares.

Nous avons vu avec plaisir le nombre des malpropres réduit aux plus sages proportions, un nombre très-borné de camisoles, et le travail méthodiquement organisé. La discipline s'exerce dans des termes satisfaisants.

Mais je n'aime pas ce guichet inférieur, par lequel on introduit la nourriture des agités. Cela sent par trop la ménagerie. La salle des *gâteux* porte à ses fenêtres une addition remarquable : c'est une toile métallique à coulisse, qui tombe à volonté contre le vitrage intérieur ; de manière à dérober ces infirmes aux regards des importuns, sans les priver de jour, et à ne laisser le renouvellement de l'air s'opérer que d'une façon insensible. Maintenant, ces petits bâtiments, interposés entre les autres, et consacrés aux réfectoires, qui limitent les cours pour faire face aux galeries des quartiers, sont-ils absolument nécessaires? Et n'aurait-on pas pu en réserver l'espace, en faveur de salles à manger, aux rez-de-chaussée des grands pavillons?

En somme : si , comme dans toutes les institutions humaines, il y a dans celle-ci une somme de mal et une somme de bien, le bon l'emporte; — et, sans jamais prendre place parmi les Asiles cités comme modèles d'exécution, Sainte-Catherine occupera un rang convenable parmi les hôpitaux de ce genre, en raison de sa tenue, de sa constitution, de sa salubrité.

MONTPELLIER.

J'étais malade, on me conseilla un voyage; j'étais délabré,
on me conseilla du soleil; j'étais en retard de mes études, il
me fallait pouvoir reprendre au plus tôt mes cours. A la fin
d'un mois de décembre, je me mis donc en route pour le Midi.
Nous laissâmes à notre gauche Tain et son Asile où l'on pré-
tend guérir l'épilepsie avec le suc du *gallium album*, le mont
Ventoux et sa cime conique qui singe le Vésuve, le palais des
papes dont l'herbe couvre les murs; et nous arrivâmes à Montpellier au commencement de la nuit, par un clair de lune,
un ciel étoilé et un air tiède de printemps.

Le chef-lieu de l'Hérault, *Mons puellarum* (étymologie ave-
nante), est une vieille cité des plus aristocratiques, bâtie sur une
colline que baignent le Lez et le Médarson. D'une salubrité pro-
verbiale, quoique d'un climat variable, elle est exposée au sud à
une égale distance de la montagne et de la mer. Ses rues tortueuses, fort peu agréables, servent pourtant à l'abriter des
ardeurs solaires et des courants aériens. Les vents du nord et
nord-ouest, qui y dominent, la préservent des émanations
embrasées. Sur le littoral méditerranéen de la France, aucune
n'offre une meilleure situation pour les tempéraments nerveux
et lymphatiques, les constitutions débiles, les organismes
épuisés.

Dire qu'elle se trouve entre Lunel et Frontignan, c'est
expliquer pourquoi elle est pleine d'esprits ardents. N'a-t-il pas
été toujours reconnu que le vin exerce une influence notoire
sur le caractère des peuples? *Non idem sentiunt, qui aquam
et qui vinum bibunt,* dit quelque part Baglivi, pour ne citer
qu'un des nôtres.

Quoique la température soit douce, que la neige y fasse époque, écoutez le proverbe castillan *si hace bueno, toma tu capa*, portez votre manteau, sous peine de payer votre tribut en contractant des angines ou des fièvres périodiques ; — et quoiqu'on ne s'y chauffe pas, sous le prétexte que sa chaleur naturelle doit suffire, chaque soir allumez votre feu, sous peine de vous geler ou de gagner des rhumatismes. Les contrées méridionales sont celles où l'on souffre le plus du froid ; et bientôt les frileux riches, sédentaires, se verront forcés d'aller passer leurs hivers dans les pays septentrionaux, à Stockholm ou à Saint-Pétersbourg.

J'avais hâte de connaître notre ancienne métropole, l'*Urbs medica* du moyen-âge, qui remonte au milieu du XIIe siècle.

L'école de médecine actuelle est une résidence épiscopale, dont on voit encore les créneaux et les emblêmes hiéraldiques. On y est frappé du décorum de ses *actes*, et du culte des souvenirs. Je visitai avec surprise le *sacrum* d'Hippocrate, espèce de Panthéon médical, tapissé de portraits de professeurs, et où règne intérieurement une tribune à galerie, réservée pour les concours ou autres solennités. Un vaste conservatoire anatomique lui est adjoint : sa principale pièce est divisée en quatre parties, liées par des colonnes intermédiaires d'ordre dorique, revêtues en marbre vert antique ; la partie supérieure des murs représentant les diverses sciences qui se rattachent à la médecine ; le plafond orné de médaillons d'hommes qui ont illustré la science médicale ou les sciences accessoires. Une salle, contiguë au grand amphithéâtre et que l'on nomme *atrium*, contient, méthodiquement rangés, les bustes des maîtres célèbres qui ont honoré le corps : Arnaud de Villeneuve, Guy de Chauliac, Rondelet, Bauhin, Pecquet, Vieussens, Sylvius, Lapeyronie, Astruc, Rivière, Goulard, Ferrein, Grimaud, Sauvages, Bordeu, Dumas, Barthez, Chaptal, Delpech, qui rappellent tous, plus ou moins, des fondations, des découvertes, ou des doctrines. De Rabelais, il ne reste que la robe. — Le premier étage est occupé en entier par une bibliothèque que l'on dit la plus riche d'ouvrages médicaux, et posséder, entre autres, la *Pratique* de Gordon, premier livre de médecine publié en France. Par exemple, je proteste contre ces caves qui servent aux études anatomiques, qui sont malsaines, et qui ne valent guère mieux que celles où l'horrible puanteur des cadavres obligea Jean-Jacques Rousseau à abandonner les dissections... (1). Près de là est le jardin botanique rajeuni, encore empreint des traces des fameux naturalistes Candolle, Tournefort, et de l'infortuné poète Young, l'auteur des *Nuits*.

Mais je m'égare dans des digressions bien excusables, que je ne considère pas comme inutiles pour mes lecteurs, quoiqu'un peu étrangères à mon sujet. Sortons de ces ombrages toujours verts, et allons frapper à la porte de l'Hôpital-Général.

On y arrive par les boulevards, après avoir traversé plusieurs cours immenses et d'immenses bâtiments : car, ainsi que le nom l'indique, c'est en même temps un abri pour les fous, les vagabonds, les vieillards, les femmes en couches, et les prostituées syphilitiques.

Il est inutile de faire observer ce qu'offrent d'inconvénients une semblable agglomération et de semblables contacts.

Cet hospice ne se prête pas à une description topographique régulière. Fruit d'agrégations successives, et connu primitivement sous le nom de *Saint-Esprit*, il ne fut apte qu'en dernier lieu à recevoir des insensés. Auparavant ces pauvres gens étaient confondus, soit avec les infirmes du dépôt de mendicité,

(1) Voyez : *Confessions*, livre VI. (Il s'agit du commencement du XVIIIᵉ siècle.)

soit avec les fiévreux de l'hôpital Saint-Eloy, qui contenait
dix-huit loges armées de chaînes. C'était l'époque où ils
étaient considérés, par les uns comme des maudits du ciel,
par les autres comme ses protégés. Le croirait-on? A peine
sortaient-ils de leurs prisons, afin d'éviter la promiscuité des
sexes! Le local où ils sont traités, dit Foderé, est un long
corridor obscur, qui a des loges de chaque côté, où les fous
sont privés des bienfaits de l'air et de la lumière. On ne leur
applique qu'un traitement empirique, et soumis au hasard des
réussites, celui par les purgatifs (1).

En face d'un pareil dénûment, dans une ville qui comptait
en 1181 un établissement d'enfants trouvés, l'administration
hospitalière se décida à construire une section spécialement
consacrée aux personnes frappées d'aliénation dangereuse; et,
en 1822, les hommes purent en prendre possession.

Une partie analogue s'éleva, deux années plus tard, pour
les femmes : la population ne dépassait pas la trentaine.

Peu à peu les catégories furent doublées, on ajouta des
dortoirs, des parloirs, des promenoirs, et des bains. Enfin,
lorsque la population fut nombreuse, on ramena les paisibles
et demi-paisibles dans les habitations récentes, et l'on refoula
les agités dans les anciennes constructions. Celles-ci, pour-
vues de préaux, entourés d'une galerie à colonnes, renferment des chambres-cellules qui s'ouvrent sur leurs côtés. Ces
cellules, voûtées, simplement meublées, reçoivent l'air et la
lumière par deux ouvertures opposées; et, quoique peu froides
relativement à la douceur du climat, laissent beaucoup à désirer. Ce rudiment s'accrut d'une infirmerie, parquetée,
cirée, boisée, éclairée d'un jour douteux, dont on peut admi-

(1) *Traité du délire.* — 1817.

rer l'élégance et l'excellente tenue. Des bureaux d'administration furent placés à l'entrée.

Si, à la rigueur, l'on voulait donner un dessin réduit de
ce *quartier d'Aliénés*, on pourrait dire : il se compose de
deux cours carrées complétement closes, qui offrent sur
chacun de leurs côtés un bâtiment à un étage contenant un
rang de cellules, et à chacun de ses quatre angles un pavillon à deux étages. La cour carrée en est l'élément géné-
rateur! elle représente l'architecture de ces établissements à
leur période d'enfance; alors que la cellule était le point de
départ de ces édifices, le pivot sur lequel roulait tout l'écha-
faudage.

Rech, professeur de pathologie, a été le créateur de cette
section de l'hôpital, le promoteur des plus urgentes réformes.
On lui dut la première clinique sur les maladies mentales, que
Buisson nous a transmise.

L'Asile d'Aliénés de Montpellier contient aujourd'hui cinq
cents malades, soignés par des Surveillants et des Sœurs, que
dirige un médecin en chef, préposé responsable sous le contrôle d'une Commission. Ce directeur effectif est le docteur
Cavalier, qui a recueilli indirectement la succession de Rech;
et qui se montre certainement à la hauteur de sa tâche, en
continuant les leçons et les traditions de son maître. Homme
sérieux et modeste, ce professeur est rempli du feu sacré de son
art, qu'il contribue à faire avancer. Ses confidents intimes
espèrent qu'il mettra bientôt au jour un traité sur la Folie,
reflet de son enseignement. A lui revient le mérite de
l'organisation méthodique du travail, de l'application la plus
large du *non restreint*, de l'emploi des éléments gymnastiques
contre les états nerveux, de la systématisation de la douche,
ébauchée par son vénérable prédécesseur, du maintien de
cette discipline regardée avec justesse comme la base du trai-

tement des Aliénés, c'est-à-dire de malades à tendances excentriques ou désordonnées. Il discourt avec clarté, et d'une façon aussi intéressante qu'instructive.

La catégorie des *gâteux*, quoique ayant été de sa part l'objet d'une sollicitude attentive, demande encore, toutefois, plusieurs perfectionnements, mais qui ne se peuvent obtenir que par une complète transformation. J'ai vu avec plaisir la vie de famille introduite dans cet établissement, la vie de famille, une des conditions principales de succès du traitement.

Sa hiérarchie domestique est fort bien constituée.

Bref, notre confrère a tiré le meilleur parti possible des instruments matériels dont il dispose; mais ceux-ci sont pour la plupart défectueux, et il serait à souhaiter que, suivant en cela l'exemple donné par d'autres hôpitaux du même genre, cet hospice abandonnât aux valétudinaires et aux vénériens un édifice caduc qui n'a plus sa raison d'être.

Il sera le premier, je suis sûr, à réclamer un complément d'hygiène qu'on ne trouve qu'en dehors des villes, et dont l'insuffisance pousse, dit-on, le ministère à reporter à une certaine distance le futur Asile départemental.

Si Montpellier, cette terre classique du savoir et de la philosophie, veut perdre sa réputation d'esprit rétrograde ou immobile, qu'il jette donc à terre cette défroque surannée, — et hors de mise dans un pays qui s'enorgueillit à juste titre d'être la patrie médicale des deux plus grands aliénistes de leur époque : F. PLATER et PINEL.

DIJON.

Demandez à un profane ce qu'il y a de plus curieux dans la patrie de Bossuet, il vous répondra sans hésiter : « Les sarcophages des ducs de Bourgogne et l'hospice des Aliénés. »

Or, savez-vous pourquoi ce dernier reste si bien gravé dans la mémoire des étrangers? Parce qu'ils y ont vu un parc où coule une rivière, et sur un côté de ce parc un morceau d'architecture qu'on nomme le *puits de Moïse*.

Non, la Chartreuse, — puisque c'est ainsi qu'on la désigne — ne mérite pas de figurer parmi les jolies choses de cette jolie ville; j'en appelle au témoignage de ses hôtes. Ceux qui parlent ainsi sont des gens superficiels, qui jugent sur l'apparence, et qui n'ont aperçu ses habitations que de loin ou en passant.

L'on va se convaincre de la justice de mon démenti.

Autrefois, il n'y a pas plus de vingt ans, les fous de ce pays étaient déposés provisoirement dans un cabanon de l'hôpital, puis transférés dans la Maison spéciale de Nancy : lorsque l'Administration supérieure, ouvrant l'œil sur les abus qu'entraînait une pareille situation, fit proposer et adopter par le Conseil général l'érection d'un établissement convenable à proximité. On vota en conséquence 800 mille francs pour frais de constructions sur l'emplacement, ou mieux, sur les ruines d'une vieille abbaye, sise aux portes de Dijon. En 1843, M. le docteur Dugast s'y installait, comme directeur-médecin, avec son personnel administratif et 153 malades.

Si vous désirez connaître, maintenant, l'emploi de la somme imposante allouée par la Côte-d'Or, prenez la route de Plombières ; arrêtez-vous à gauche de l'octroi, traversez seulement les jardins, marchez droit devant vous jusqu'à ce que vous rencontriez une maison qui ressemble assez bien à une hache, et qui n'est ni plus ni moins que le logement des supérieurs. Alors, tournez à droite, et opérez un mouvement de conversion dans le même sens : vous êtes en face du chef-d'œuvre.

Vous verrez deux moitiés d'Asile reliées par de lourdes galeries. Leurs lignes capitales composent, par leur ensemble, un trident ou m antique, dont le jambage central très-allongé, supporte échelonnés, une fontaine sculptée, une salle de bains, et des services généraux.

Vous remarquerez avec surprise que les quartiers cellulaires sont placés entre ces services et les bâtiments hospitaliers; avec non moins d'étonnement que la chapelle se trouve sur le côté droit de prolongement de la ligne postérieure. Les Sœurs occupent la caserne, étage superposé aux services généraux.

Pénétrez ensuite dans l'intérieur, et visitez en détail. Votre vue sera choquée par des couloirs voûtés en forme de cave, où couchent des malades de toute espèce (et il n'y a pas de greniers), — des pensionnaires aisés habitant au-dessus des infirmeries et mangeant dans leurs dortoirs, — des infirmeries meublées d'un calorifère qui imite passablement un jeu d'orgues, — des dortoirs généralement encombrés et mal commodes, — un seul petit ouvroir attenant à la lingerie où cousent quarante femmes, — des escaliers de bois étroits, des fenêtres grillagées et drôlement agencées, des latrines de pierre peu inodores, et des préaux de prison! Avec cela quelques chaises percées pour égayer le tableau... Voilà ces *Chartreux* si renommés.

Des constructions resserrées, un espace concentré, des salles qui se commandent, des logements insuffisants, l'absence d'une classification, l'ignorance des besoins des Aliénés, peu ou point de perspective : tels sont, en résumé, les vices de cette Institution, où il y a cependant de belles plantations, des sources d'eau vive, des promenades charmantes, et une église d'un bon style.

Ce n'est pas tout.

Dans l'espace de vingt années, sept directeurs se succèdent, les six premiers s'usent dans une lutte stérile; et il faut qu'on envoie le septième en mission extraordinaire, pour séparer l'ivraie du bon grain et régénérer l'Asile.

Qu'avaient fait ces hommes—instruits, honorables et dévoués cependant,—pour qu'aucun d'eux n'ait pu prendre consistance, n'ait pu conquérir sa position, n'ait pu fonder quelque chose de durable?

Deux partis étaient en présence : celui de la congrégation et celui du directeur; chacun défendu par ses amis, agissant séparément, au nom de la légalité ou au nom des droits. Il fallait nécessairement que l'un des deux succombât; et c'était toujours celui qui n'avait pu prendre racine, parce qu'il n'était pas indigène, parce qu'il était dépourvu d'intelligences avec la localité; c'est-à-dire parce qu'il voulait se tenir en dehors des coteries. Je laisse à penser ce que cette espèce de duel social engendrait de désordres, d'inconvénients, de dépenses.

M. Renaudin arrive : plus hardi, plus indépendant, il étudie avec soin son entourage, il expurge son personnel administratif, il obtient la révocation de la sœur cheftaine, il s'adjoint des jeunes gens capables; et il annonce que dorénavant cette maison, qui est une source d'embarras et de charges, deviendra une source de bénéfices et de secours. Espérons donc que cet établissement sera désormais aussi calme que prospère

Mais M. Renaudin ne s'en est pas tenu là, il est l'auteur d'un véritable coup d'Etat. Il a fait évacuer les cellules.

Cet honorable confrère ne veut plus qu'on renferme les

turbulents. Il aura des chambres dans les différents quartiers
pour séquestrer temporairement le furieux « puisqu'il faut
l'appeler par son nom, » et des dortoirs d'agités, attachés à
leur lit, ou enveloppés d'une camisole, selon les nécessités.

Avant de me prononcer humblement à ce sujet, je me demande
si cette innovation est foncièrement heureuse. Qu'a-t-on voulu
éviter en agissant de la sorte? L'ennui, l'étiolement, les habitudes funestes. Or : le moyen de remplacement proposé parera-
t-il à ce triple désavantage, conjurera-t-il ce triple danger? On
nous dit : « Des Aliénés ont péri de scorbut, ou d'atrophie, victimes d'un confinement excessif. » Ce résultat est possible. Mais
est-ce à l'instrument, ou à la manière dont on s'en était servi
qu'il faut attribuer le mal? Et si un pareil accident (fort rare,
du reste), a pu se produire, ne devons-nous pas supposer les
médecins actuels assez humains, assez éclairés, pour savoir y
échapper et le prévenir? D'ailleurs, comment se comportera-
t-on, en définitive, avec le fou violent, dangereux? On lui appli-
quera un gilet de force. Eh bien, ce moyen de coërcition ne
semble-t-il pas plus capable d'entretenir le délire et l'agitation,
que l'obscurité, la solitude et le silence au sein desquels le
malheureux peut exhaler à son aise sa rage intellectuelle ou
sa colère nerveuse? La camisole est un instrument à deux
tranchants : de ce que nos pères en ont mésusé, il ne s'ensuit
pas qu'on doive le proscrire ; mais ne le confier qu'à des mains
expérimentées. Nous l'avons vue déterminer l'ankylose et la
gangrène... dans deux cas où elle avait été livrée à l'arbi-
traire des Surveillants et des Sœurs. Nous n'en sommes restés
pas moins partisans de son usage, subordonné aux prescriptions
de la thérapeutique. De même pour l'encellulement.

Mais répliquera-t-on, il ne s'agit ici que des agités ordinaires, qui crient, qui tapagent une nuit ou deux, et finissent
par se taire. Je ne doute pas que l'habileté du novateur n'ait

obtenu ce succès. Pour moi, j'ai le regret de l'avouer, et en toute humilité, j'ai tenté bien souvent l'expérience; elle n'a point répondu aussi souverainement à nos souhaits, à nos efforts, à notre persévérance. Quel magnifique succédané de l'opium nous posséderions !

Malgré la meilleure volonté, il me répugne donc d'admettre dans son entier l'opinion de notre collègue, mû par un sentiment de philantropie très-louable, mais vraisemblablement exagéré.

Non, il n'est pas plus possible de se passer du quartier cellulaire que de celui des paisibles, que des bains, que de la douche, que des manchettes, ou autres agents d'intimidation. Vouloir à chaque section annexer quelques cellules susceptibles d'une commune surveillance, c'est simplement transporter un quartier qu'on veut abolir. Et quels inconvénients offrirait celui-ci à côté de ceux des tranquilles et des infirmes !

Restreignez tant que vous voudrez, réduisez autant que possible; mais ne supprimez point, de grâce, surtout si vous avez affaire à une vaste population; ne nous privez point d'un puissant secours, surtout si vous n'avez pas à y suppléer par un autre évidemment préférable et consacré par le temps.

> De tous les animaux l'homme a le plus de pente
>   A se porter dedans l'excès.
>   Il faudrait faire le procès
> Aux petits comme aux grands. Il n'est âme vivante
> Qui ne pèche en ceci. *Rien de trop* est un point
> Dont on parle sans cesse, et qu'on n'observe point.
>
> (LAFONTAINE. Livre IX. Fable x.)

RODEZ.

Voici un établissement, qui a été la victime de son initiative ; car on l'avait projeté dès 1830, sur les indications d'Esquirol, et arrêté définitivement un peu plus tard sur celles de Ferrus. Mais le défaut de prévoyance des anciens administrateurs, l'ignorance pratique de la vie et des mœurs des Aliénés, une liberté trop complète accordée à l'architecte, le passage vraiment rapide de ses divers médecins, la gêne et la dépendance de son premier directeur, ont été cause qu'aujourd'hui il n'est pas encore achevé (1).

Pourtant l'Asile de Rodez, à plus de six cents mètres au-dessus du niveau de la mer, est placé dans d'assez bonnes conditions à maints égards. A l'extrémité et à l'écart de la ville, au bout de l'avenue du Foiral, à côté d'une ancienne chartreuse, sur un plateau, dont le sol argileux étincelle sous les paillettes du schiste micacé,—il a de petits quartiers, une population moyenne, des bâtiments isolés, des galeries de reliements, un air aussi vif que pur, et une vue à horizon de magnifique étendue. Les eaux, autrefois très-rares, arrivent en abondance de trois ou quatre lieues de là.

Le plan en est bien conçu ; mais ne se déploie pas sur un espace assez vaste, — ce qui lui donne, bien à tort, un aspect comme étriqué. C'est un rectangle allongé, sur les flancs duquel deux bâtiments horizontaux pour les pensionnaires et pour les tranquilles,—séparé par un vertical pour les infirmeries, — forment une double ⊥ qui (après terminaison) sera couronnée

(1) Les aliénés de l'Aveyron, avant l'ouverture de l'Asile, furent répartis d'abord dans ceux d'Aurillac et de St-Alban, ensuite dans l'hospice de Rodez.

—postérieurement par les pavillons des *agités*, des *épilep-tiques, unis à l'Eglise*,—inférieurement par divers autres des-tinés à l'aumônier, au receveur, à l'économe, au concierge, à la buanderie, à la boulangerie. Les services généraux se trou-vent au milieu de ce rectangle.

.. Son squelette a de grandes analogies avec ceux d'Auxerre et de Chambéry, quant à l'ordonnance architectonique générale.

On sera peut-être surpris de la lenteur de cette érection, commencée il y a si longtemps ; c'est-à-dire depuis 1836, depuis 26 ans, —et du retard apporté à son inauguration qui a eu lieu le 1er septembre 1852. Savez-vous ce que dit l'Aveyron pour son excuse? qu'il est las de débourser.

Au lieu de profiter des accidents du terrain, — qui a coûté 13 mille francs, — pourquoi s'est-il grevé de 53 mille autres, de frais de nivellements? Et puis, qu'on se plaigne ensuite de nos confrères *qui jettent les départements dans des voies rui-neuses;* lorsqu'un Conseil général commet de pareilles bévues, confie l'avenir d'un hôpital de ce genre à des gens incapables, ou étrangers à l'art... de guérir. Des hommes spéciaux, qui auraient eu la mission d'édifier une maison d'aliénés, ne se fussent jamais rendus coupables de telles prodigalités.

Vous y remarquez :

Premièrement : un sol humide et en contrebas, des voûtes en maçonnerie sous les quartiers, sans excepter la chapelle ; des Folies turbulentes et épileptiques côte à côte avec ce lieu de recueillement ; l'habitation du directeur entre la lingerie et la cuisine.

Secondement : des cellules au nombre de 60 (non comprises celles de la section des agités) en dehors de la surveillance et partout disséminées ; des latrines infectes à chaque étage; des chambres de bain dans chaque quartier, qui compliquent gratuitement ce service, ou en paraissent, au moins, une superfétation (1). Enfin une chapelle à croix schismatique, bardée de dix mille francs de fer; une cour de déments humide, étroite, insuffisament aérée, et ornée d'énormes colonnes de pierre. Un jardin qui n'a pas plus d'un hectare de contenance.

Nous voyons des agités qu'un mètre seul de clôture éloigne de l'extérieur; des plafonds à poutres multipliées complètement nues; des escaliers de bois rétrécis; de rampes à jour, à hauteur d'appui et favorables aux suicides; des ouvroirs avec poëles de fonte des plus pauvres et des plus défectueux; des fenêtres à trois segments, — dont le supérieur à bascule, le central immobile, l'inférieur à guillotine — doublées de grilles et de barreaux ; — des chambres cellulaires, carrelées, froides, soustraites à l'inspection.... *Ab uno disce omnes.* Bref, profusion de pierres de taille et de bois de charpente, argent enfoui dans les caves et dans les greniers. Etait-il nécessaire enfin d'avoir fait des études médicales, pour s'apercevoir des inconvénients du voisinage immédiat de la chapelle et de la division des turbulents ; sans parler de l'appartement de l'Interne, au-dessus de la salle d'autopsie et à côté de ces malades?

Cet Asile, toutefois, a besoin, pour être connu, d'être longuement étudié. Quelques-uns de ses vices, facilement destructibles, disparaissent chaque jour; d'autres sont plus difficiles à déraciner... Mais une main ferme et active, comme celle de son chef, le docteur Combes, peut encore venir à bout d'en faire quelque chose de bon.

---

(1) Je n'ignore point que ce système a de savants patronages; mais je crois que pour donner les résultats qu'il promet, il faut qu'il puisse fonctionner de manière à réunir le double avantage d'une chambre commode de bain et d'un bain convenable; il ne faut pas que l'eau chaude, dans son transport, ait perdu la moitié de son calorique, et qu'on soit obligé d'affecter à chaque chambre un appareil balnéaire.

Efficacement assisté de M. Cayré, un médecin artiste, il a fixé son attention sur les infirmes, les agités, les *gâteux*, ces plus nécessiteux de nos Asiles. Je vous recommande sa catégorie des *faibles*, où il envoie les convalescents et les débilités, auxquels il administre cet élixir dont vous prendrez la formule :

Vin rouge. . . . . . . 900 c. cubes.

Sucre. . . . . 150 grammes

Faire bouillir et ajouter :

Quassia amara concassé. . 20 grammes.

Ményanthe . . . . . 45 id.

Laisser infuser pendant six heures et ajouter :

Macération ⎰ Alcool à 80° . . . . . 100 c. cubes.
en 24 heures ⎱ Racine de gentiane concas. 20 grammes.

C'est avec le résultat de cette préparation qu'il compose son vin tonique, soit vin rouge ordinaire 750 c. cub., élixir amer 250 grammes : et c'est avec cet élixir, concuremment avec l'usage d'eaux potables, qu'il a fini par éteindre une sorte de dyssenterie endémique.

Je vous recommande aussi le récipient du lit des malpropres, tiroir immobilisé, fermé à clef, relativement inodore et à l'abri des violences. Vous trouverez près de là quelques vases de nuit à forme élégante, quoique un peu lourds, de plomb et d'étain ; mais d'un brillant et d'une propreté irréprochables. Si les travaux des femmes sont là ce qu'ils sont partout, ceux des hommes méritent une mention. La culture maraichère occupe environ 20 individus ; le reste est employé à défoncer les terrains, en partie formés de roche, presque à fleur de terre. La portion orientale du jardin est attaquée incessamment par la mine, à une profondeur de un ou deux mètres, comblés aussitôt par des décombres et des platras que les malades vont chercher en ville où il y a des démolitions. Enfin notre collègue fait sillonner le sol de canaux divers, pour conduire sur divers points et dans de petites citernes, — soit les eaux pluviales, soit les eaux des latrines, — ayant toujours en vue d'abord les besoins actuels du potager, ensuite l'acquisition future des terres environnantes qui se trouveront, par leur déclivité, à portée de recevoir toutes ces irrigations.

J'ajoute que l'union et la concorde règnent sous ce toit hospitalier; que Sœurs, Aumônier, Receveur, Econome, Employés, Servants concourent avec le Directeur à l'œuvre commune du bien :

Pax hominibus bonæ voluntatis!

Si jamais fantaisie vous prend d'aller visiter Rodez, montez donc dans le chemin de fer de Montauban; car vous vous exposeriez, ailleurs, à vous perdre au fond des montagnes de la Lozère ou du Cantal, — jusqu'à ce que les voies de communications soient améliorées. Je vous promets les plus pittoresques perspectives, et un cordial accueil.

A partir de Moricaut, la rivière en zig-zag se croise à chaque instant avec le rail-way, qui passe sous une foule de tunnels et sur une foule de ponts; côtoyant monts et rochers couverts de buis et de genêts, dans sa course sinueuse. Mais, arrivés à destination, ne manquez pas d'examiner la cathédrale, fort beau morceau d'architecture, au sommet d'une cité très-élevée, à coutumes encore quasi féodales, et où la langue française ne paraît pas la langue nationale.

CAEN.

La Communauté du *Bon-Sauveur* a imité la conduite de
l'Espagne et de l'Italie au moyen-âge. Après avoir offert
l'exemple de la religion au service de la charité,—allant au-
devant d'un mal dont elle avait compris les souffrances,—elle a
ralenti sa marche au moment où ses secours eussent été le
plus efficaces, à l'heure où le progrès était partout annoncé et
réalisé. De sorte que, dépassée par une foule de ses émules,
elle se trouve aujourd'hui une des plus arriérées au point de
vue scientifique. Cette petite tache ne doit point effacer de
l'histoire, du reste, la page des services rendus par les Corps
ecclésiastiques alors que, seuls chargés de l'instruction des
peuples, ils avaient senti, remarque Bordeu, comme les
anciens prêtres de l'Egypte, la nécessité et le grand usage de
la médecine pour leur objet principal, et qu'ils avaient aperçu
la confraternité des prêtres et des médecins (1).

On la voit paraître, pour la première fois, en 1720, sous le
nom d'*Association de Marie*. Reconnue par lettres-patentes de
1734 comme Congrégation, elle commence dès l'année suivante de donner des soins aux Aliénés ; sans cesser de s'occuper
de l'instruction de la jeunesse — son premier but — et d'es-
sayer de corriger les filles de mauvaise vie.

Pourchassée par la tempête révolutionnaire, elle habite successivement Vaucelles, Mondeville, et un ancien couvent de
Capucins dont elle prend possession en 1804 ; mais qui fut
érigé en Asile un an plus tard — grâce au zèle infatigable

(1) *Maladies chroniques.* — Pages 23 et suiv.

de l'abbé Jamet, futur recteur de l'Académie que l'Evêque nomma Supérieur.

Ses Religieuses continuaient à soigner gratuitement quelques insensés, lorsque M. le comte de Montlivault, préfet du Calvados, frappé du courage de ces saintes filles et de la détresse de ces malheureux, tourna ses regards vers le *Bon-Sauveur*, pour lui confier les hommes de la prison de Beaulieu qu'avant la Révolution on enfouissait dans les souterrains de la tour de Hautecourt, espèce de donjon lugubre. En 1828, les Aliénés du Calvados quittèrent la maison centrale que nous venons de nommer, où ils partageaient depuis 35 ans les cabanons des malfaiteurs. En 1844, les constructions étaient terminées. Et, ô prodige, l'abbé Jamet qui avait débuté avec 900 francs, remboursa les 90,000 que l'autorité lui avait prêtés, et avait déjà payé pour plus d'un million de francs !

C'est alors qu'un public sérieux, **en admiration** devant de tels résultats, racontait que l'établissement du *Bon-Sauveur* était remarquable par sa tenue, par son calme, par sa propreté, par le contentement général, et par le bannissement des apparences de contrainte.

Ce n'est pas ici le cas de dire avec Virgile :

« *Tantum ævi longinqua valet mutare vetustas !* »

Je ne suis chargé ni du contrôle ni de l'inspection de cette maison; j'en dois tracer un profil aussi fidèle que possible, priant d'avance de recevoir mes excuses pour mes indiscrétions, dans l'intérêt de notre art et de l'humanité.

Le plan d'ensemble se compose d'un amas confus de bâtiments à un ou plusieurs étages (quelquefois quatre) ajoutés sans prévision préalable des besoins, et au fur et à mesure des exigences. En cherchant bien, pourtant, peut-être finirait-on par y trouver une forme géométrique représentant quatre groupes de bâtiments reliés par des galeries et séparés par des jardins, — au centre desquels s'élèveraient l'église et l'ancien couvent où siége la Communauté.

Situé dans un des faubourgs de Caen, le faubourg l'Abbé, il tient par la ville du côté du sud-ouest, et donne du côté opposé sur la campagne. Une rue, qui sert de chemin de ronde, le partage. Des passages voûtés, en guise de pont, pourvoient à l'entretien des services.

Il est traversé, dans toute son étendue, par deux rivières, abreuvé par douze pompes et des réservoirs.

Sa superficie totale est de près de 19 hectares.

Sa population est de 750 malades, dont 450 environ s'occupent à divers travaux. La nourriture y est bonne, en suffisante quantité; le personnel de surveillance forme une proportion de un pour quatre Aliénés. Il est vrai de dire que, depuis longtemps, le prix annuel de pension des indigents est de 400 francs, taux bien supérieur jusqu'ici à la plupart de ceux des autres Asiles, et qui a dû faciliter singulièrement l'équilibre budgétaire.

Les pensionnats sont bien tenus, et les moyens de récréation n'y manquent pas : salles de réunion, salles de billard, salles de musique, parties de plaisir à la campagne. Rendons, en outre, cette justice aux Sœurs qu'elles s'inspirent des constitutions données par leur fondateur « en voyant dans les Aliénés — quels que soient leur aspect, leurs caractères, leurs coutumes — de véritables membres de Jésus-Christ. »

Mais, reconnaissons-le aussi : la camisole, les entraves, l'encellulement, la douche, sont des instruments dont on abuse; les *gâteux* sont d'une fréquence profondément regrettable ; le fenêtres comme les portes sentent partout la prison ; les verroux jouent un grand rôle. On voit des femmes liées à des chaises,

6

à des bancs, et à des arbres; derrière lesquelles des Aliénées furieuses, renfermées dans des cellules, regardent par une petite ouverture, comme on en voit aux niches de chiens (1). *Proh pudor!*

Des quartiers d'épileptiques-malpropres et de malpropres-agités sont entourés de hautes murailles, privés de vue, étroits, mal aérés, humides en automne, froids en hiver, brûlants en été, garnis de fauteuils percés où l'on tient les fous à l'attache. Nous n'avons pas aperçu, toutefois, ces fameux lits à cage, signalés à différentes reprises par d'illustres visiteurs on ne peut plus dignes de foi.

Le service médical est confié certainement à des hommes de mérite : MM. Vastel et Faucon, tous deux professeurs à l'Ecole préparatoire. Mais, on dit (c'est une calomnie) que la Congrégation les aime à distance, et craint de les voir s'immiscer dans leur administration. Toujours est-il que la science y est regardée d'un œil louche; et cela date de loin, car Esquirol reprochait à cet établissement « de n'être pas présidé dans sa direction par des études assez médicales, » il y a 44 ans; — reproche que nous voyons répété par le docteur Bonacossa, à 22 ans de distance, et que j'entendais récemment sortir de la bouche d'un homme des plus compétents (2). On dit encore (autre calomnie) qu'autrefois, lorsque l'Inspecteur général y faisait sa tournée officielle, la Communauté déléguait son Evêque pour lui répondre...

Il faut que le *Bon-Sauveur* en prenne son parti, et ouvre ses portes à deux battants à la thérapeutique moderne; il faut

(1) Docteur Webster. *Psychological journal.* 1850. Et *Union médicale* du 21 novembre de la même année.

(2) *Maladies mentales.* Tome II. Page 473. Et : *Sullo stato delle mentecatti*, etc. Page 63.

qu'il abandonne ses vieux errements qui nuisent aux corpora-
tions religieuses, en confirmant la croyance, d'ailleurs mal
fondée, que toutes sont opposées systématiquement au progrès.
Telle est, dit, par exemple, Foderé, la routine de ces maisons,
de faire constamment ce qui s'était fait à l'époque de leur
fondation, et de regarder comme des novateurs dangereux
ceux qui conseillent quelque chose de mieux (1).

Qu'il cesse ses réclames et ses faux-fuyants; tôt ou tard la
vérité se découvre. Cet Asile a de fort bons éléments; mais il
en a de fort mauvais. Les premiers, espérons-le, l'emporteront
bientôt sur les autres.

(1) *Traité du délire.* — 1817. Tome Ier. Page 171.

AVIGNON.

En amont du Rhône, entre Lyon et Marseille, est une vieille cité, renommée à plus d'un titre, environnée de riantes campagnes, et embellie de célèbres monuments. C'est Avignon, l'ancienne capitale du Comtat-Venaissin, avec ses murs crénelés, ses rues sales et tortueuses, — qui rappelle le schisme d'Occident, les mélodies de Pétrarque, le passage des Cimbres, et plusieurs grands orateurs, tels que Fléchier; mais qui a eu la gloire, plus précieuse à mes yeux, de posséder la première maison spéciale consacrée à la Folie vers la fin du XVIIe siècle (1).

Il est fâcheux que son Asile actuel, édifice remarquable, s'en trouve si éloigné; car c'eût été pour elle un joyau de plus. C'est, du reste, un service à rendre aux étrangers que de leur en montrer le chemin, qui n'a ni plus ni moins que 6 kilomètres.—De la porte Imbert on tourne à gauche, — on prend ensuite la route de Mont-Favet, on passe sous le pont de la voie ferrée; puis on entre sous une allée sinueuse de saules et de platanes, pour laisser une autre route à droite, une troisième à gauche, enfin une quatrième à droite, — sur le bord de laquelle est l'Etablissement.

J'aime ce plan : il est gracieux et original.

Quoique plusieurs compositeurs y aient mis l'un après l'autre la main, son exécution touche à son terme.

Représentez-vous un amphithéâtre, dont les gradins —

(1) La tour de l'*Officialité* fut exclusivement réservée à la garde des Insensés en 1681; par une bulle d'un vice-légat, que nous avons mentionnée.

ordinairement garnis par les spectateurs — sont occupés par
des bâtiments ; et en avant de ceux-ci un ensemble d'habitations pour les services publics : au fond, les plus riches côteaux
de Morières et une forêt de chênes les abritent du nord-est.
De chaque côté de l'entrée, deux pavillons, semblables à des
sentinelles, pour le concierge et le jardinier, en gardent l'entrée.
Un peu plus loin, et plus en dehors, deux espèces d'hôtels
carrés où logent, en se regardant sur un pied d'égalité, le
Médecin et le Directeur. Plus loin encore, et en face de la
porte, sur un sol plus élevé, une cour rectangulaire couronnée
de bâtiments des services généraux ; — lesquels, au moyen de
galeries formant deux bras, communiquent avec un fer à
cheval de constructions hospitalières qui s'échelonnent sur le
versant méridional d'une montagne où s'élève une chapelle —
et qu'on nomme Mont de Vergue (*Mons Virgo.*).

Les pensionnats seront bâtis sur le prolongement des
branches de l'hémicycle et sur la même ligne que le temple,
dans la direction des cellules dont ils seront séparés par un
large espace. La buanderie, la boulangerie, les remises trouveront leur place naturelle dans un chalet laissé à l'écart, à
côté de la section des hommes.

Cet Asile, destiné à contenir 600 malades, est desservi par
des Sœurs de Saint-Charles et gouverné par un Directeur et
un Médecin en chef qui, — à leur mutuel éloge — vivent
en parfait accord. Signalons le fait, comme une louable rareté ;
en disant que si M. le docteur Campagne était fait pour comprendre M. Noroy, M. Noroy était fait pour comprendre
M. Campagne.

Ce plan est-il donc irréprochable ?

« *Nihil est, ab omni*
« *Parte beatum.* »
(Horace.)

Les cellules — au nombre de dix par sexe — sont limitées à droite et à gauche par des quartiers d'Epileptiques et de Déments, en face par des murs qui masquent la vue. *Les salles de bains sont au rez-de-chaussée des services généraux*, entre les bureaux, au-dessous de l'aumônerie, vis-à-vis des chambres des Internes et du Receveur. L'*infirmerie se trouve au rez-de-chaussée de ce même quartier, au-dessous de la lingerie.* Vous saisissez ce qu'il y a de défectueux dans ces dispositions, et s'il faudra tôt ou tard en revenir ? J'espère, aussi, que les pensionnaires aisés seront un peu plus reculés du voisinage des turbulents. C'est l'ombre du tableau, qui mérite d'être connu et étudié.

A voir les détails dans lesquels ses auteurs ont dû descendre, les précautions qu'ils ont prises pour obéir aux indications de la science, le bien-être qu'on a eu en vue de procurer aux malades, on sent que ceux qui le dirigent sont des hommes de l'art dans l'acception véritable de ce mot, versés dans l'étude de l'Aliénation mentale, et bien compétents. Ainsi : les cellules sont munies de préaux, spacieuses, abondamment aérées, ornées de hautes fenêtres à losanges ; — les dortoirs, en deux compartiments de 12 lits chacun, sont cirés et brillants comme des miroirs ; — une sonnette à la tête du lit du gardien correspond avec la tête du lit d'un de ses camarades de manière à permettre d'appeler du secours en cas d'urgence ; — aux divers quartiers sont annexés des petites chambres pour les indigents à qui certains égards sont utiles, dans la proportion de sept pour cent ; — on y voit des lieux à l'anglaise dans les différents quartiers.

Parlerai-je du travail ?

Qu'il suffise de dire qu'une partie du mobilier et des constructions ont été acquis avec les bénéfices réalisés sur les travaux de maçonnerie, de serrurie, de menuiserie, et de terrassement ! En outre, M. Noroy a obtenu des Autorités une importante réforme : le transport des Aliénés en voiture par les infirmiers, et l'abstention définitive des gendarmes. Son école de chant obtient de sérieux succès. On a pu juger de son zèle pendant l'inondation de 1856.

Toutefois, ne craignons pas de le dire : si l'Asile de Mont de Vergue se distingue par sa tenue, par son ordre, par sa discipline, il pèche du côté de ces avantages... il a le superflu. Ainsi, pour en donner une idée, ses dortoirs sont parés dans toute leur longueur de tapis de jonc et d'aloës ; on y voit des cabinets de toilettes, des vestiaires, des lavabo de marbre ; meubles inutiles pour des gens de la campagne qui acquièrent, à ce contact, des habitudes de confortable, et qui, par là même, se trouveront mal ou déclassés dans leurs rustiques logis. Cette exagération me semble fâcheuse ; parce qu'elle compromet plutôt qu'elle ne sert la cause des Aliénés, dans l'esprit du monde et parmi les dispensateurs des deniers publics : « Tout ce qui est luxe doit être écarté d'un Etablissement de bienfaisance, a écrit M. Fusier avec justesse ; un seul genre de luxe y est obligatoire, c'est celui de la propreté (1). »

Mais, qui peut le plus peut le moins ; et, sans approuver ce petit excès, reconnaissons que le Médecin et le Directeur ont bien mérité du pays et de l'humanité, en se plaçant à la tête de cette phalange d'hommes spéciaux qui se consacrent au soulagement de *l'infortune qui s'ignore*.

Nous désirons donc que bientôt tout soit achevé, pour qu'on n'entende plus parler de cet hospice à l'administration du quel Esquirol avait pourtant adressé un fort bel éloge (2). Bénies

(1) *Etudes médicales faites dans les Asiles d'Aliénés*. Chambéry. 1855

(2) Les fous du département de Vaucluse étaient placés autrefois dans un hospice qui datait de 1729, et auquel on ajouta plus tard la

soient-elles ces demeures, où se lèguent d'aussi honorables traditions ! Et ne les quittons pas sans déposer sur la tombe d'une de ses plus nobles victimes, M. le docteur Geoffroy, dont le monde sait la fin tragique, une couronne de pensées et d'immortelles.

maison des Pénitents de la Croix pour les folles. C'est ce même Etablissement qui, sous la Restauration, était connu — comme plusieurs autres de l'époque — sous le nom de *Maison royale de santé;* —et qui contient encore environ deux cents de ces malades.

—◇◇—

BAR-LE-DUC

A trois kilomètres environ de la ville de Bar-le-Duc, sur la route de Vitry, se trouve la commune de Fains ; et dans cette commune l'Asile de ce nom, fondé en 1840, — mais créé primitivement sous le premier Empire pour un dépôt de mendicité qui, ayant suivi la règle ordinaire, était devenu un hospice, un refuge de tous les maux.

On peut dire qu'il n'a pas été exempt de vicissitudes.

Son aspect en impose aux étrangers, qui en reviennent généralement charmés; à cause d'une foule de détails que nous considérons, à bon droit, comme accessoires.

Sa forme était celle d'une *H* tronquée. Actuellement, son ensemble se compose d'un rectangle régulier, dont les deux côtés se relient au fond de l'édifice par une ligne transversale où sont installés les services généraux; les parties nord-est et nord-ouest sont prolongées de deux ailes. La cuisine, la lingerie, les vestiaires communiquent, au moyen de corridors, avec l'Établissement.

L'augmentation croissante de son personnel, l'exiguité de ses locaux, l'insuffisance du service commun, faisaient vivement désirer qu'un plan d'ensemble basé sur un chiffre de population prévu fût nettement arrêté et promptement exécuté; pour parfaire un hôpital qui réunît aux avantages de l'harmonie les facilités de l'existence.

La symétrie architectonique existait, du reste, dans la division des hommes aussi bien que dans celle des femmes. La section des paisibles, située dans une des ailes du bâtiment principal, était constituée par des dortoirs convenablement tenus, mais encombrés, ayant parfois 48 lits, garnis — il est vrai —

d'un édredon; — par une salle de réunion, servant en même temps de réfectoire, et éclairée par des fenêtres transversales, mais dépourvue de galeries; — par des préaux clos de murs, à sol caillouté, qu'ombrageaient quelques arbres qui, pendant la belle saison, tempèrent un peu la chaleur d'un air concentré.

Les gâteux, les épileptiques, les agités habitaient les extrémités des ailes droite et gauche du corps de jonction des ailes principales. La vue, l'ouïe, l'odorat — nous devons l'avouer — y étaient douloureusement impressionnés par les mélanges confus de la faiblesse et des convulsions, par le tumulte, par les émanations fétides qui s'exhalaient de l'étroit espace où les femmes surtout étaient entassées et parquées. L'ébranlement causé sur le système nerveux par le spectacle émouvant de l'épilepsie, les cris des agités, leur délire et leurs violences d'une part, — l'accroupissement des faibles, leur physionomie hâve et morne, leurs traits affaissés, leur silence de l'autre, faisaient véritablement de ce lieu l'image de l'enfer. Le législateur a parfaitement compris la nécessité de séparer les Affections convulsives; et l'ordonnance royale du 10 décembre 1839 le prescrit formellement. Les Aliénés épileptiques exigent une surveillance spéciale; car, lorsqu'un grave attentat est commis dans un Asile, l'auteur se trouve presque toujours parmi cette classe de malades, poussés aveuglément aux actes les plus dangereux.

L'Autorité a pris des mesures pour remédier à une aussi triste situation. Il est probable que les fauteuils percés et les robes des hommes affaiblis ne se voient plus : les lits sur lesquels couchent ces malpropres sont à tiroir. Leur proportion est de un sur huit.

Ce qu'on appelle les pensionnats étaient des quartiers où les malades de première classe occupaient des chambres à deux lits. Les pensionnaires de la dernière couchaient dans des dortoirs, confondus avec les indigents. Enfin, il existait dans chaque grande section deux petites salles de quatre lits chacnne, destinées à 25 personnes non aliénées, syphilitiques ou dartreuses, traitées aux frais du département; mélange bien fâcheux, que je n'ai jamais pu comprendre.

Quant aux *services généraux*, ils n'offraient pas moins d'inconvénients. La cuisine, au rez-de-chaussée du bâtiment central, n'avait qu'une porte par laquelle pénétraient les deux sexes, comme à la pharmacie, et n'était pas assez spacieuse : la chapelle, sur l'axe de ce même bâtiment, était d'une petitesse déplorable, vu le chiffre de la population qui a dépassé 500; il faut ajouter cependant que les cérémonies du culte s'y accomplissent avec beaucoup de pompe, et qu'une orgue mêle sa voix mélodieuse à celle des malades pour ajouter à leur éclat.

A l'heure qu'il est, dis-je, les défauts que je signale ont probablement disparu, grâce aux allocations fournies par le Conseil général. Des travaux intellectuels et manuels sont exécutés en grand nombre, et avec autant de variétés que l'éducation ou les habitudes antérieures des Aliénés le permettent. Pourtant, le travail en plein air n'a point encore reçu les développements désirés par ses honorables médecins.

Si l'on se demande d'où vient ce désaccord entre leurs sages principes et cette incomplète application, l'on ne tarde pas à en trouver la cause dans l'insuffisance des terrains qui ne s'élèvent qu'à cinq hectares. Une école élémentaire de lecture et d'écriture, pour les petits garçons, a été ouverte il y a déjà longtemps dans le quartier des hommes : on n'a qu'à se louer de ses résultats.

Une Communauté de Sœurs de Saint-Vincent-de-Paul se distingue par son dévouement.

La surveillance est active et intelligente. C'est avec une vive satisfaction que nous avons pu compter 17 gardiens et 21 Re-

ligieuses ou infirmières; ce qui donne pour les hommes une
proportion de un sur douze, et pour les femmes une sur dix.
Aussi les évasions sont-elles très-rares à Fains : car, que l'on
en soit bien persuadé, ce ne sont pas les murailles qui empêchent les Aliénés de s'enfuir, ce sont les regards des maîtres,
les attentions des gens de service. Nous pouvons dire de ces
personnes ce que Molière a dit de certaines autres plus
raisonnables :

« On gagne les esprits par beaucoup de douceur ;
« Et les soins défiants, les verroux, et les grilles,
« Ne font pas la vertu des femmes et des filles. »

De la bonne organisation du personnel des infirmiers dépendent, en général, sinon les guérisons du moins les plus grandes
améliorations; comme de l'accomplissement régulier des de-
voirs de ces préposés dépendent la bonne tenue et la prospérité
économique d'un Asile. Les efforts les plus dévoués et les plus
intelligents de son chef restent impuissants, si les agents dont
il dispose restent incapables de les bien interprêter.

MM. Renaudin, Mérier, Fornacciari, de Smyttère, ont été
successivement appelés à diriger cette maison, soit comme médecins, soit comme directeurs. Les époques les plus prospères
ont été celles où les fonctions étaient réunies; à commencer
par celle de M. Renaudin, son premier organisateur. M. Renaudin avait eu le mérite de triompher de luttes incessantes,
et d'une opposition si aveugle que la Commission lui avait
intimé l'ordre de ne plus insérer de partie médicale dans les
rapports instructifs qu'il publiait, — pensant, sans doute, qu'un
Asile d'Aliénés n'a rien de commun avec la médecine. Voilà
pourtant où conduisent la désunion et l'esprit de routine!

Cette Commission était partagée en deux camps, dont je vous laisse à deviner les tendances, et qui se paralysaient réciproquement.

J'aime à croire que cette rivalité a cessé, pour l'honneur de l'humanité et l'intérêt des malades.

PARIS.

Jusqu'au dix-septième siècle de l'ère chrétienne, les Aliénés ne furent l'objet d'aucune mesure protectrice ni répressive, dans la Capitale. Objets de la risée ou de la terreur, on les laissait errer sur la voie publique ; les plus furieux peuplant les donjons, les cachots et les couvents, comme bêtes dangereuses ; ou brûlés comme sorciers en place de Grève, — suivant l'esprit de l'époque.

Le règne de Louis XIV les vit pour la première fois confiés à la charité. Il y avait déjà, en 1657, aux *Petites-Maisons* (1), 44 de ces malades enfermés dans des cahuttes ; lorsqu'un édit du 27 février ordonna la conversion de la Salpétrière (ancienne fabrique de nitre) en hôpital général destiné à abriter les pauvres ou mendiants qui infestaient les faubourgs — et en 1660 un décret du parlement décida qu'une pièce de ce château serait réservée au fous (2). Ce qui n'empêcha point les prisons d'en recevoir un grand nombre, et un grand nombre d'être enchaînés à des pierres ou à des poteaux ; ce qui n'empêcha point d'y recevoir pendant longtemps des filles de mauvaise

(1) Nom donné autrefois à un hôpital situé rue de Sèvres, où l'on plaçait les Insensés, et qui se composait vraisemblablement de cellules, à son origine. Nous ignorons l'époque de sa fondation ; mais d'après ce qu'en disent Lafontaine et Boileau, on a lieu de croire qu'elle remontait au moins à Louis XIII.

(2) Louis-le-Grand, sur la sollicitation du magistrat Pomponne de Bellièvre, accorda avec le château plusieurs terres, le gratifia de privilèges, et l'assista chaque année par des libéralités considérables, —auxquelles ajoutèrent successivement de hauts personnages, tels que Mazarin et la duchesse d'Aiguillon.

vie et une foule de condamnés. Quand parut, sous l'inspiration d'Howard, la fameuse circulaire de Colombier (où, entre parenthèse, il était dit que l'eau serait la boisson habituelle), les riches et les pauvres guérissables étaient encore envoyés à l'Hôtel-Dieu — les hommes à la salle Saint-Louis, les femmes à la salle Sainte-Martine, en compagnie des hydrophobes, pour y subir des saignées, des bains froids, des douches, et des préparations d'ellébore. Pourtant elle prépara l'œuvre de Ténon qui, en 1786, reçut de Louis XVI l'ordre de construire à cet hospice, et d'en détruire les souterrains. La population de ces malheureux s'élevait à 1009. Les rapports du duc de Liancourt, les écrits de Cabanis et celui de l'abbé Robin, portèrent les derniers coups à la barbarie, en provoquant la loi du 24 août 1790, la première qui se soit occupée véritablement des Aliénés. Elle investissait l'Autorité municipale du soin d'obvier ou de remédier aux accidents graves qui pourraient être occasionnés par les Insensés en liberté. Il ne s'agissait, on voit, que d'une mesure de police; mais rien n'y semble indiquer un service de secours.

En 1792, Pinel était nommé à Bicêtre (1); et l'on sait tout ce qu'il s'y fit, avec l'aide de Thouret et de Poussin. Cinq ans plus tard, un arrêté du Directoire prohiba les admissions à l'Hôtel-Dieu, prescrivit l'évacuation de *Petites-Maisons;* puis ordonna que 30 femmes et 50 hommes pauvres fussent traités à Charenton aux frais des hôpitaux civils, — mais que, après trois mois de traitement, ceux qui ne seraient point rétablis, fussent transférés à Bicêtre ou à la Salpétrière. Les loges à Bicêtre (bâti par un roi, détruit par un autre, réédifié par un troisième, transformé en hôpital d'invalides, puis en dépôt de

(1) Bicêtre ou Bicestre, primitivement Vencestria, tire son nom de Winchestre, évêque anglais, qui y établit sa demeure; l'ayant acheté à un évêque de Paris, en 1290, alors qu'on l'appelait la *Grange aux Gueux* (village de Gentilly).

mendiants, et devenu un transit pour l'échafaud (selon l'expression de M. Galet de Kulture), étaient des geôles de six pieds carrés, dont la paille de grabat pourrie fut rarement renouvelée. Les loges de la Salpétrière étaient pires encore ; des cachots ou des forteresses : quelques-unes étaient à trois mètres en contre-bas du sol, au niveau des égoûts, glaciales et ruisselantes.... des monuments de cruauté.

Peu à peu, cependant, on sépara les Epileptiques à la Salpétrière. Le terrain du quartier cellulaire fut élargi ; on y établit une salle de bains, une infirmerie, des dortoirs, des ouvroirs. A Bicêtre, on fit construire un bâtiment à trois étages, dit du Conseil, auquel on joignit une salle de bains, une salle de réunion, une rangée de dix cellules.

Enfin, en 1807, le service médical s'organisa dans ces deux Etablissements ; et en 1817 Esquirol ouvrait un enseignement, que Ferrus devait plus tard inaugurer chez les hommes.

Transportons-nous en 1840, et voyons ce qu'en rapporte un auteur contemporain.

Parlant du premier de ces Asiles :

« Cet hospice est situé sur un plateau, à l'extrêmité orientale
« de la ville. La portion de l'édifice consacrée aux Aliénés
« se compose de plusieurs bâtiments, dont les plus nouveaux,
« séparés des anciens, n'ont que le rez-de-chaussée. Ceux-ci
« sont carrés, et pourvus d'une cour centrale garnie de
« platanes. Trois de leurs parties sont habitées : la quatrième,
« contiguë, est une galerie à colonnes de bois, fermée du côté
« de la campagne par une balustrade de fer. Sur deux côtés
« se trouvent des dortoirs, au nombre de quatre, à 24 lits
« chacun. Entre un dortoir et l'autre est une pièce qui sert
« de réfectoir et d'ouvroir. A chaque bout est une chambre de
« domestique ou de gardienne. Du côté opposé à la galerie
« on voit un dortoir au fond duquel une salle ; une seconde

« galerie fait pendant à la première ; elle est clôse, également
« vers l'extérieur, par une barrière de fer.

« Les dortoirs sont bien aérés, ont une double rangée de
« fenêtres, des rideaux blancs, et un poële de terre en hiver.
« A trois ou quatre mètres de là, les latrines où l'on se rend
« par un corridor fermé, sont couvertes d'un vitrage.

« Au rez-de-chaussée, des chalets espacés, et parquetés de
« chêne, pour les turbulentes. Les malpropres tranquilles
« dorment dans des espèces de caisses bourrées de paille :
« sous leurs lits, une pierre de la même longueur, à plan
« incliné, est trouée d'un pertuis dans lequel s'écoulent les
« immondices qu'on entraîne avec de l'eau.

« Mais tout n'offre pas le même aspect. Il y a d'autres an-
« ciens quartiers à plusieurs étages, un entre autres au rez-de-
« chaussée où habitent les *furieuses*, insuffisamment ou
« vicieusement ventilés, humides, froids, — où l'on trouve
« des lits collés aux murs, une grande confusion et beaucoup
« de bruit ; — des femmes assises sur des fauteuils où elles de-
« meurent attachées, lorsqu'elles ne sont pas liées aux arbres. »
Puis, passant à Bicêtre :

« A deux milles de Paris, hors la barrière d'Italie, et au
« sud-est, se trouve Bicêtre ; composé de divers bâtiments à
« un ou plusieurs étages. Deux de ceux-ci plus élevés et pa-
« rallèles n'ont qu'un rez-de-chaussée. Une cour ou jardin
« planté de platanes les sépare. Leurs salles, assez grandes,
« donnent d'une part sur un portique aboutissant à la sortie ;
« — de l'autre sur un corridor fermé, mais éclairé au moyen
« de fenêtres ferrées et grillagées, de trois pouces environ
« de circonférence : ce corridor, plutôt bas et obscur, de deux
« mètres au plus de largeur, est chauffé, pendant l'hiver,
« par des poëles qui servent en même temps aux chambres
« attenantes. Les latrines, à facile portée, se trahissent par

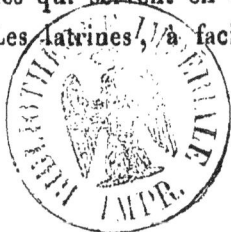

7

« le nez. — C'est là qu'on soigne les malades en traitement.

« D'autres salles, au rez-de-chaussée, contiennent les
« Agités et les Furieux : au-dessus, des dortoirs de 25 ou 30
« lits pour les Aliénés tranquilles. Il existe aussi une salle de
« bains, une infirmerie, et un dortoir de *gâteux* comme à la
« Salpétrière. Leurs couchettes sont des caisses garnies d'une
« paillasse et d'un matelat, recouverts d'une toile cirée qui
« s'enfonce en tube à travers leur centre, pour l'écoulement
« des matières excrémentitielles ; la toile cirée supporte une
« légère couverture repliée, et des draps. Les escaliers, en
« général, sont étroits et incommodes. Les réfectoires m'ont
« paru petits, bas, obscurs.

« Les bâtiments qui constituent cet hospice sont de forme
« et de grandeur si variées, qu'il est difficile d'en fournir une
« exacte description (1). »

Il ne s'agit ici, comme on voit, que des bâtiments hospitaliers ; car Ferrus avait dit des autres :

« Il n'existe, dans ce service, aucun point central d'où
« nne surveillance générale puisse s'exercer ; tous les services
« généraux qui s'y rattachent, comme celui de la cuisine et
« de la pharmacie, sont aussi très-éloignés. Le linge donné à
« nos malades, même à ceux placés dans les infirmeries, est
« encore empreint d'humidité, faute de séchoir convenable...
« En hiver, ces malheureux s'irritent de n'être couverts que
« de la dépouille des morts, ou des rebuts des indigents de
« l'hospice des vieillards. Il est vrai qu'ils présentent aussi
« l'aspect de la plus désolante misère, et qu'ils sont à peine
« garantis des injures de l'air (2). »

(1) *Bonacossa. Sullo stato dé' mentecatti e degli spedali per medesimi, etc.*, pag. 36-7 et 4 3-4.

(2) *Considérations sur l'état des Aliénés.* Paris, 1834. P. 207-237-238.

C'est à peu près ce qu'écrivaient les journaux de cette époque, en ajoutant quelques mots au sujet de la nourriture :

« Le vin, travaillé dans la cave, passe rapidement à l'état
« acide, et la quantité n'est point suffisante. Le bouillon,
« presque toujours très-faible, est déguisé à l'aide du caramel.
« Les légumes contiennent des insectes, ou sont avariés. Les
« mêmes reproches s'adressent au lait. La préparation des
« aliments est encore plus défectueuse que la qualité des
« denrées (1). »

Voilà où en étaient ces hôpitaux, il y a une vingtaine d'années, hôpitaux qui (le croirait-on) ont pu passer pour modèles. Voyons ce qu'ils sont maintenant, et s'ils sont réellement améliorés.

A Bicêtre : l'air, la lumière, l'espace, manquent au milieu de ces constructions appartenant à toutes les époques, édifiés pour des destinations de toutes sortes. Au rez-de-chaussée, des salles obscures et humides, des parloirs tristes et étroits ; — aux étages supérieurs, des dortoirs bas de plafond, encombrés, mal aérés, froids en hiver, brûlants en été ; — des portes basses, des escaliers raides, contournés, des paliers imperceptibles, des saillies à hauteur d'homme. A peine rencontre-t-on quelques salles bien éclairées et de suffisante dimension, quelques préaux avec un peu de verdure et de vue sur la campagne. Cet amas d'anciennes prisons et d'anciens hospices, mêlé à des constructions modernes offre, un aspect général d'incohérence et de tristesse (2).

A la Salpétrière : même insuffisance locale, même disposition

(3) *Gazette de France*, 22 avril 1839.

(1) Voyez : *Rapport de la Commission instituée pour l'amélioration et les réformes à opérer dans le service des Aliénés de la Seine* ; par M. Ferdinand Barrot 1861. Pages 7 et 8.

d'architecture. Partout agglomération ; défaut de ventilation , exhalaisons putrides des latrines, salles et dortoirs encombrés, cours humides, infirmeries détestables.... Inconvénients qui se remarquent au plus haut degré dans le service de M. Lélut, un de nos collègues qui honorent le plus la spécialité.

Deux seules institutions méritent des éloges — les ateliers et les Ecoles, les travaux industriels et ceux de la ferme Sainte-Anne — fondée par Ferrus et dirigée par M. Marcé. Nous devons une mention particulière aux nobles et persévérants efforts de notre savant confrère le docteur Delassiauve qui, depuis tant d'années, se consacre au développement ou au soulagement des Epileptiques et des Idiots. Quant aux cours cliniques de MM. Baillarger et Falret, les signaler c'est en dire le mérite. Je ne parle pas de MM. Mitivié, Voisin, Moreau, Trélat, dont tout le monde connaît les talents.

En résumé : les Asiles d'aliénés de la Seine sont entachés de vices constitutionnels, ils font honte à notre pays, ils sont dépassés par la province, leur temps est fini ! Il faut donner leur autonomie à ces *quartiers d'hospice*, les rattacher à la direction de l'Autorité centrale, et créer une organisation qui s'approprie à toutes les éventualités de l'avenir. Heureusement, il s'est rencontré un homme qui l'a compris, et qui — unissant la science administrative à l'élévation des sentiments — se trouve la force d'entreprendre une régénération ; — c'est M. le baron Haussmann. Il ne fallait rien moins qu'un tel cœur pour une telle œuvre. Plus favorisé que ses prédécesseurs (1), le préfet de la Seine actuel, aura eu la gloire de doter la Capitale

---

(1) En 1812, le préfet de la Seine forma une Commission, chargée de constater l'Etat des maisons des fous de Paris ; mais les événements politiques la rendirent inutile — et en 1819, le ministre de l'intérieur exposant le mauvais état des Aliénés, proposa des moyens pour y remédier.

de monuments dignes d'elle, de l'art, et de lui. Il ne propose rien moins que la création de neuf Asiles , dont un serait à portée des maitres et des élèves pour répandre le goût en France de le médecine mentale , pour en propager de là la pratique et les principes. Le vœu d'Esquirol va se réaliser, « notre pays donnera l'exemple. »

Que nous sommes loin de cette époque où un Gouvernement libéral répondait par l'organe officiel aux réclamations philantrhopiques de la presse ! « Cela est incontestable ; mais « il y toujours une chose qu'on oublie : c'est que toutes ces « considérations, fort honorables sans doute, se résolvent en « argent ; et que le budget des hospices est borné, très-borné , « eu égard aux besoins (1). » Il y a , par bonheur, des gens qui savent passer les bornes.

M. Haussmann pourra , sans orgueil, s'écrier avec le poëte :

> *Exegi monumentum ære perennius ,*
> *Regalique situ pyramidum altius ;*

quelle que soit la modestie des édifices qu'il médite.

(1) *Moniteur universel* — 27 avril 1839.

Réclamation de M. le docteur Fusier.

MONSIEUR ET TRÈS-HONORÉ CONFRÈRE,

Le journal *La Médecine contemporaine* (n° du 1ᵉʳ février 1862) renferme votre jugement sur l'Asile départemental d'aliénés de Bassens. Je sens le besoin de vous soumettre quelques observations à ce sujet.

D'abord, je vous remercie des éloges mérités que vous donnez à Duclos, mon prédécesseur et mon maître. C'est bien à son initiative, aussi intelligente que généreuse, qu'est dû notre bel établissement. Mais, dans ses efforts, pour préparer aux aliénés de son pays un asile capable de satisfaire à toutes les exigences de l'art et de l'humanité, il a été puissamment aidé par les hommes illustres qui ont assuré en France le triomphe de la cause de ces malheureux. MM. Ferrus, Parchappe, Girard de Cailleux, Falret, Voisin, surtout, ont contribué par leurs conseils éclairés et bienveillants à l'œuvre que Duclos a réalisée avec un dévouement qui tient du martyr, puisqu'il a succombé à la peine. Et l'architecte, M. Dénarié, possède un plan sur lequel Duclos, quelques heures avant sa fin, traçait les lignes suivantes : « Cette partie « a encore besoin d'être étudiée... Je ne puis plus être votre « collaborateur, mon cher ami ; mais travaillez avec soin, « consultez et faites quelque chose digne de votre talent, « digne de son appropriation et de notre pays. J'avais encore « beaucoup à dire et à faire, soit avant, soit pendant l'exé- « cution des plans du nouvel Asile ; mais la mort est sans « miséricorde ! En cas de besoin, priez l'Administration de « vous permettre d'assez consulter le savant spécialiste Girard, « médecin de l'Asile d'Auxerre ; il s'empressera de vous « donner tous les conseils nécessaires. Adieu, 21 mars 1851,

« Duclos. » Et le 22, à cinq heures et demie du matin, il n'était plus !...

La justice et la reconnaissance m'obligeaient à publier les noms de ceux qui l'ont aidé dans sa pénible, mais glorieuse mission.

Pour ce qui me concerne, Monsieur, j'accepte vos éloges comme un encouragement et tacherai de les mériter.

Maintenant j'ai la satisfaction de vous dire que les inconvénients, que vous présumiez avec raison résulter de l'emplacement des pavillons destinés aux malades riches, ne se présenteront pas. L'administration a modifié ses projets à cet égard, d'une façon très-convenable.

Quant à nos lits de *gâteux*, ils ne laissent pas le corps des malades entièrement en contact avec la paille. Ils sont garnis de paillasses composées de trois segments : ceux des extrémités sont plus larges et recouverts d'un draps. *Celui du milieu seul*, plus restreint, offre, à l'endroit correspondant au siège du malade, de la paille propre et en quantité suffisante. Cette disposition facilite, lors des exonérations, le passage immédiat des matières excrémentitielles qui s'infiltrent sans résistance à travers la paille. Car un drap ou tout autre tissu conserve plus ou moins les fèces et les urines ; et leur action irritante s'ajoute aux effets de la compression pour excorier le sacrum.

Les avantages pratiques de ce système de lit bien simple m'engagent à le conserver comme paraissant préférable à beaucoup d'autres plus ingénieux ; mais peut-être moins hygiéniques, plus difficiles à établir, plus coûteux.

Agréez, monsieur et très-honoré confrère, l'expression de mes sentiments de profonde estime ; et veuillez croire à toute la satisfaction que j'éprouve en pensant aux bons résultats de vos études comparatives sur les Asiles de la France.

FUSIER.

Bassens, ce 1er mars 1862.

TABLE DES MATIÈRES.

—

ERRATUM.

Page 64, *ligne* 14, *au lieu de* hieraldiques, *lisez* héraldiques.

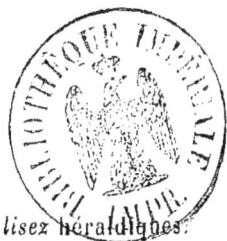

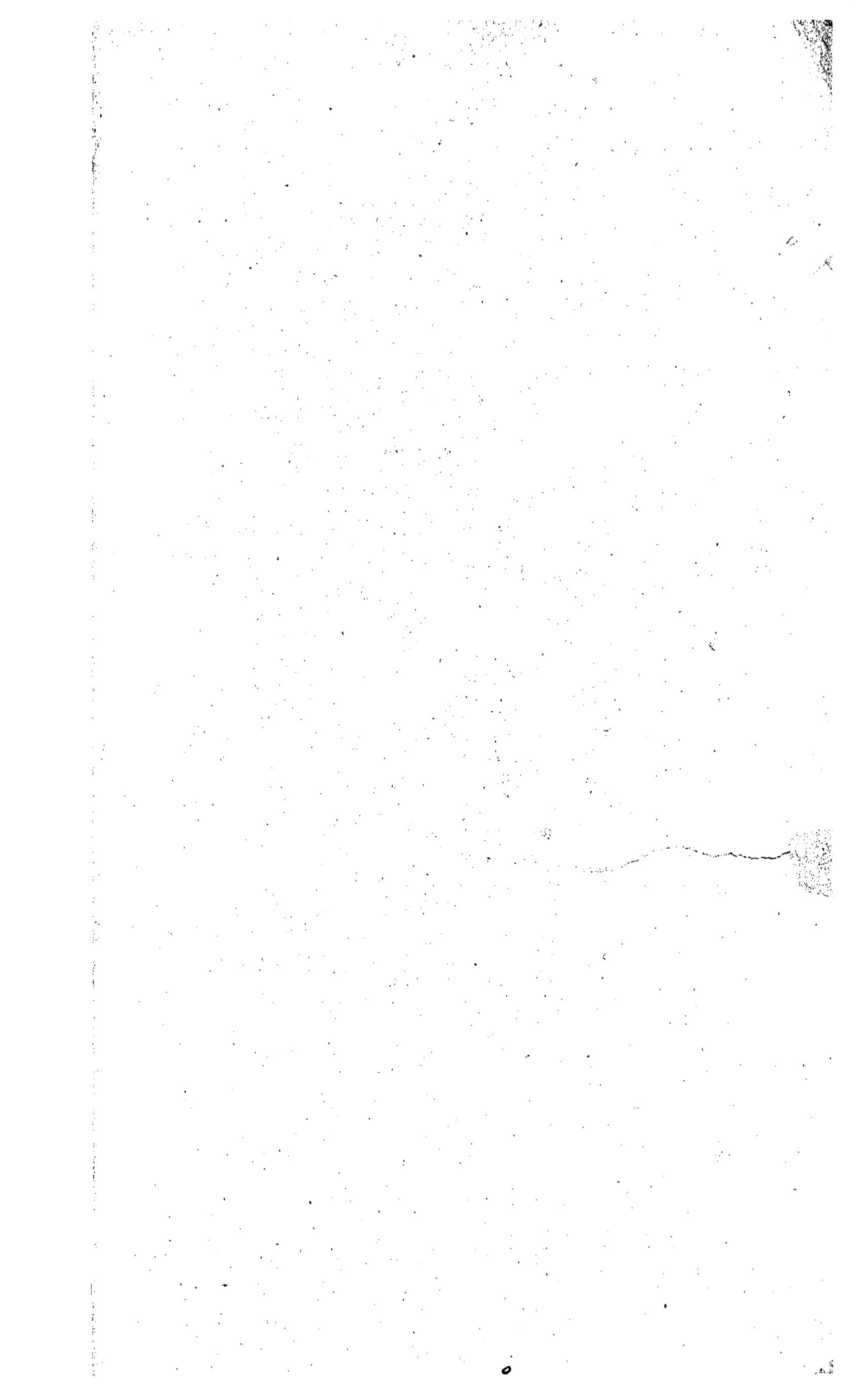

Ouvrages de l'Auteur.

MÉDECINE MENTALE. Première étude : *De l'Isolement.* — Brochure in-8°. 1857.

Dégénérescence et Regénération. — Brochure in-8°, 1858.

De la Folie diathésique. — Brochure in-8°, 1859.

De la dépopulation des Campagnes. — Brochure in-8°, 1859.

MÉDECINE MENTALE. Deuxième étude. *Des Causes.* — Brochure in-8°, 1860.

La Fièvre, dans ses rapports avec l'Aliénation mentale. — (Mémoire inséré dans les *Annales médico-psychologiques.* Janvier 1861.)

De l'Imitation, au point de vue médico-philosophique. — Brochure in-8°, 1861.

Guérison de la Diarrhée chronique des Aliénés par la viande sèche. — (Mémoire adressé à l'Académie Impériale de médecine le 22 mai 1862.)

www.ingramcontent.com/pod-product-compliance
Lightning Source LLC
Chambersburg PA
CBHW071501200326
41519CB00019B/5825